Eleanor McKenzie

Pilates
básico

• MARABOUT •

Editor en jefe: Jane McIntosh
Editor: Sharon Ashman
Jefe de diseño: Rozelle Bentheim
Diseño: Louise Griffiths
Fotografía: Mark Winwood
Modelo: Katarina Tome
Créditos de fotografías: AKG, Kingston
Museum & Heritage Service y Octopus
Publishing Group
Ilustraciones científicas: Philip Wilson
Investigación gráfica: Zoë Holtermann y
Jennifer Veali

VERSIÓN PARA AMÉRICA LATINA
Dirección de la publicación: Amalia Estrada
Traducción: Martha Donís
Asistencia editorial: Lourdes Corona
Coordinación de portadas: Mónica Godínez
Asistencia administrativa: Guadalupe Gil

Antes de iniciar cualquier programa de ejercicios, es recomendable que acuda con su médico para ver si puede hacerlo.Los ejercicios de Pilates no deben considerarse como una sustitución de un tratamiento médico profesional. En todos los asuntos relacionados con la salud, y especialmente en el caso del embarazo y de cualquier síntoma que pueda requerir atención o diagnóstico médicos, debe consultar al doctor. Aunque los consejos y la información que se dan en este libro se consideran precisos, y las lecciones se han planeado de tal forma que no se haga un esfuerzo excesivo, ya que van ordenadas en forma paulatina, ni el autor ni el editor pueden aceptar responsabilidad legal alguna por cualquier lesión padecida mientras se siguen los ejercicios.

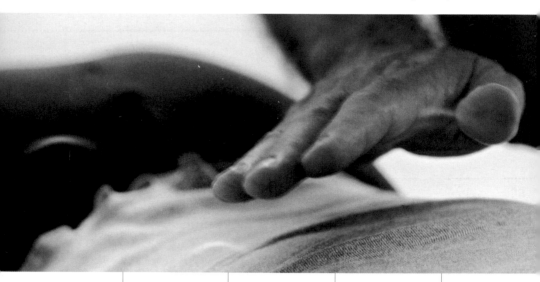

índice

Pilates básico

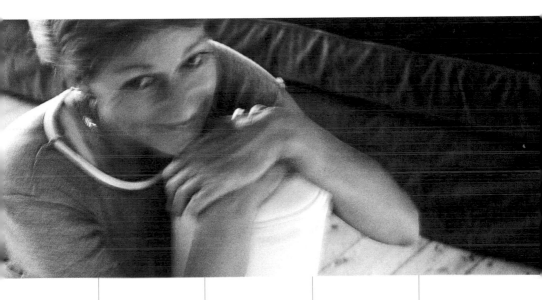

Los ejercicios de Pilates han gozado recientemente de una explosión de popularidad; pero su éxito no se basa en un capricho transitorio de la moda, sino más bien en experiencias positivas de personas que se han beneficiado con ejercicios de primera mano. Se les ha quitado el dolor de espalda, el cuello ya no les duele y sus músculos se han relajado; y es que estos ejercicios han reeducado su cuerpo de manera que éste se ha armonizado con su anatomía.

Este libro aborda un aspecto de los ejercicios de Pilates, el principio fundamental de los mismos: la estabilización central. Esta última es un conjunto de ejercicios centrados en el torso que crean una fuerza muscular interna.

Este grupo de músculos brinda, más adelante, estabilidad para mover los miembros de manera eficaz y sin riesgos. Para obtener el beneficio máximo de estos ejercicios, es esencial que usted vaya interiorizando los principios de la estabilidad central en su mente y en su cuerpo. Sólo hasta entonces estará usted lista para un nivel más avanzado. Incluso cuando se encuentre ahí, verá que su mente volverá a atender los principios de la estabilización central como un círculo interminable.

En este libro doy mi concepción de los ejercicios de Pilates, que me he ido formando a lo largo de 15 años de mi propia práctica y enseñanza diarias. Les he dado clase, junto con muchos

introducción

otros dedicados instructores de Pilates, a gente de todas las edades y todas las condiciones. Estas personas han sido mis maestros. Gracias a ellas, he aprendido que este tipo de ejercicios son una manera de reeducar nuestras mentes y nuestros cuerpos.

El pensamiento es la clave; todos los movimientos en los Pilates son deliberados y exigen concentración. Este acto de voluntad funde mente y cuerpo y da la sensación de bienestar característica de una práctica regular de Pilates. Si usted se conserva fuerte y flexible y está consciente de su cuerpo gracias a su experiencia con estos ejercicios, tendrá menos probabilidades de padecer lesiones y problemas de postura, y si los padece, se recuperará más pronto. La práctica regular es esencial, porque creer que uno se compondrá pronto, no es cierto. El cambio real y duradero lleva tiempo.

El hecho de destacar la estabilización central hace que este libro sea diferente de cualquier otro en el mercado, y asimismo lo hace el más eficaz, porque prepara el terreno para el máximo beneficio cuando usted intente hacer ejercicios de Pilates más avanzados. Aquí destaco también el proceso y la experiencia de la práctica. Si usted se concentra en esto, disfrutará sus ejercicios y obtendrá beneficios reales y duraderos, al igual que yo y muchos otros.

Trevor Blount

"No importa qué hagas, sino cómo lo haces."

Joseph H. Pilates

El mundo contemporáneo está hecho para maximizar el tiempo de ocio y minimizar la actividad física. El ejercicio, que antes formaba parte integral de la vida, como caminar o trabajar en la casa con esfuerzo físico, se ha sustituido por las máquinas y los autos. Muchos de los cambios en los últimos 20 años han establecido que tanto en la casa como en el trabajo ejercitemos lo menos posible nuestros cuerpos.

Como ya no caminamos tanto ni tampoco realizamos tareas físicamente arduas, ahora necesitamos tomar medidas conscientes para estar seguros de que ejercitamos nuestros cuerpos en nuestro tiempo libre. Muchas veces esperamos que la relajación en nuestros ratos de ocio nos libere de la fatiga constante de las exigencias de la vida, y que nos alivie de la tensión tanto mental como corporal. No obstante, lo que generalmente entendemos por relajación es echarnos en la cama o ver televisión, y nada de esto ofrece una verdadera relajación para la mente o para el cuerpo.

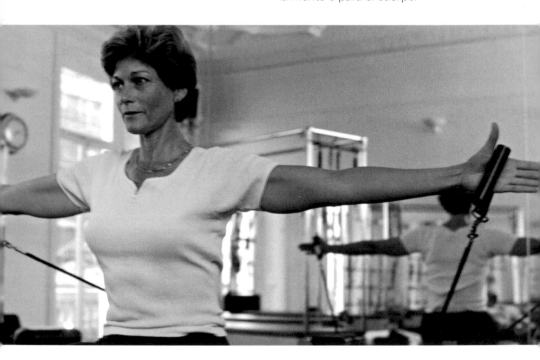

1 historia y filosofía

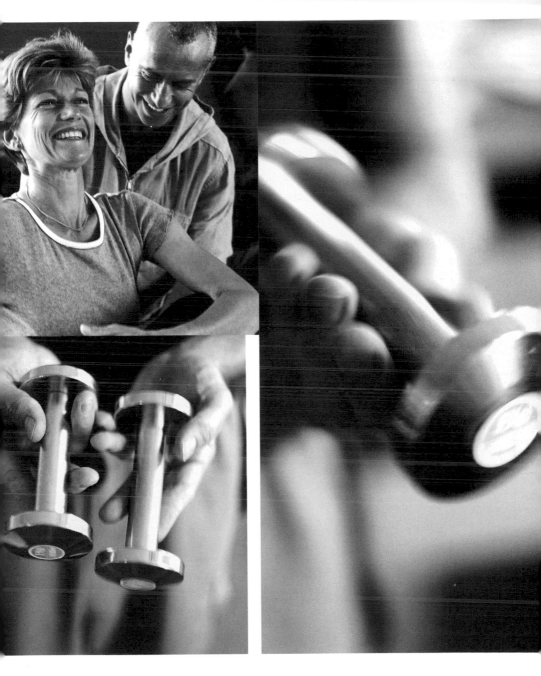

Orígenes de los ejercicios de Pilates

Los Pilates (que se pronuncia pi-la-tis) es un moderno sistema de mantenimiento del cuerpo, bautizado por su inventor, Joseph H. Pilates. Originalmente, Pilates lo llamó *Contrología*, pero ahora se lo conoce comúnmente como Pilates. Él definió la contrología como la completa coordinación de cuerpo, mente y espíritu. Es en ese aspecto que es diferente de otras formas modernas de ejercicio físico, como los *aerobics*, ya que busca ser holístico en su manera de ver la buena condición física.

La vida de Joseph Pilates

Joseph Pilates nació en Alemania en 1880. De niño padeció asma, raquitismo y fiebre reumática, y estas

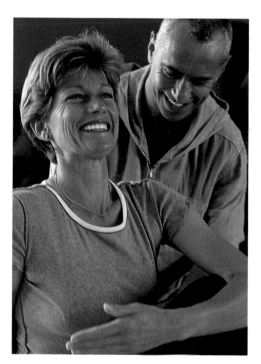

enfermedades de su niñez lo llevaron a descubrir un método para superarlas. Se dedicó al deporte como una forma de fortalecerse físicamente, y llegó a ser un hábil gimnasta y un talentoso patinador; fue, además, boxeador y luchador. Al mismo tiempo se interesó con pasión en la fisiología humana, especialmente en la musculatura del cuerpo. Estudió esto junto con algunas formas de ejercitación orientales, tales como el yoga. Fue la combinación de estos intereses lo que lo llevó a crear la Contrología.

En 1912, Joseph Pilates se trasladó a Inglaterra, donde desarrolló una versátil carrera como boxeador, artista de circo e instructor de defensa personal. El estallido de la guerra entre Gran Bretaña y Alemania, en 1914, interrumpió esta carrera.

Como ciudadano alemán, fue recluido durante la guerra junto con otros compatriotas suyos que también vivían en Inglaterra en esos años. No obstante, esta experiencia lo llevaría a desarrollar plenamente su propio método para alcanzar la buena condición física. Mientras estaba confinado en la cárcel, creó ejercicios para conservar sanos a sus compañeros internos y mantenerse él mismo saludable. Utilizaba camas y otros muebles para construir los que fueron prototipos del equipo que se ve en los estudios de Pilates actuales. Más tarde aseguró que estos ejercicios ayudaron a proteger a los internos de la epidemia de influenza que mató a miles tan sólo en Gran Bretaña, y también de otras enfermedades que eran el resultado de vivir en reclusión y hacinados.

Cuando salió de la cárcel al final de la guerra, regresó a Alemania, donde continuó desarrollando su método. Luego conoció a un hombre que gozaba de gran influencia en el mundo de la danza contemporánea,

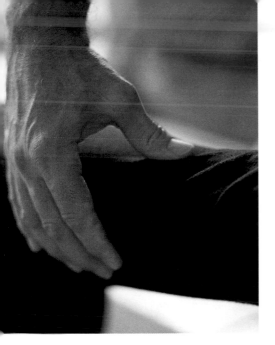

Lo mismo que en Alemania, Pilates atrajo a muchos de los bailarines más importantes, porque su método de ejercitación era complementario al entrenamiento tradicional del bailarín. Pronto, actores, actrices y deportistas, así como gente de la alta sociedad y con recursos, acudieron presurosos al estudio de Pilates para aprender su método único de fortalecimiento del cuerpo sin una musculatura abultada.

Hoy en día, los Pilates se han hecho populares en todo el mundo. Lo practican personas de todos los medios, si bien tienen todavía un atractivo especial para bailarines, actores y otros artistas, que los usan como parte de su entrenamiento profesional, más que como un simple medio de mantenerse en buena forma. La filosofía de Pilates de la buena condición física tiene algo que ofrecer a todos, sin importar la edad y la destreza física, en especial a que desearían ser fuertes y tener tonicidad sin que les crezcan músculos enormes.

Rudolf von Laban, que fue el inventor de un método de notación dancística, llamado *Labanotation*. Von Laban incorporó algunos de los ejercicios de Joseph Pilates en sus clases, al igual que otros famosos innovadores de la danza, como Hanya Holm, Martha Graham y George Balanchine.

Sus técnicas se hicieron muy atractivas no sólo para los bailarines, sino también para las fuerzas policiacas de Hamburgo, a las que entrenó durante algún tiempo. Sin embargo, en 1926, recibió una orden, más que una solicitud, de entrenar al nuevo ejército. Esta orden lo obligó a dejar Alemania inmediatamente y partir hacia América. En su viaje a este continente conoció a Clara, una enfermera con la que habló durante todo el viaje de la salud y de la importancia de conservar el cuerpo en buenas condiciones. Al final del viaje, ambos ya habían decidido abrir juntos un estudio para la buena condición física, que instalaron en el mismo edificio donde operaba el New York City Ballet. Posteriormente también se casaron.

Su filosofía de la buena condición física

Para la filosofía de Pilates es fundamental la idea de que los elementos de la civilización son perjudiciales para la buena condición física. Creía que el estilo de vida contemporáneo causaba enfermedades relacionadas con el estrés, que, combinado con los teléfonos, los autos, las presiones económicas y la contaminación ambiental, creaban un estrés físico y mental. Pilates sostenía, además, que este último era tan abrumador que en todas las familias había por lo menos una persona que padecía de tensión nerviosa. Sus teorías eran avanzadas para su tiempo, y ahora se han comprobado totalmente.

Pilates pensaba que, para aliviar los efectos del estrés diario, las personas necesitaban una reserva de energía para permitirles participar en diversas formas de actividad recreativa, de preferencia al aire libre. Para Pilates el concepto de juego era muy importante en la lucha contra del estrés, pero se dio cuenta de que la mayoría de las personas estaban tan cansadas después de trabajar que la única actividad de ocio que según ellas podían tener era pasar un rato en la noche leyendo el periódico o algo parecido.

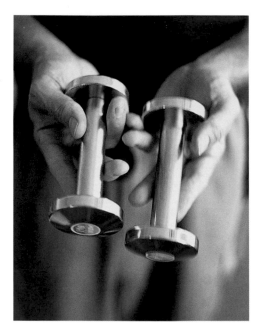

También creía que la gente entraba en un ciclo de estrés y tensión difícil de romper. Ejemplificaba esto hablando de los efectos de unas vacaciones breves. Idealmente, que una familia rompa su rutina y cambie de ambiente debería tener un efecto revitalizador. Sin embargo, decía Pilates, los niveles de fatiga física y mental que mucha gente padece significaban que no tenían las reservas de energía necesarias para hacer frente a un cambio de ambiente, y entonces, en vez de sentirse revitalizados, se estresaban más. Destacaba el hecho de que ésta no es una respuesta natural, sino que la provocan las tensiones de la vida cotidiana moderna. Actualmente, hay muchísimos artículos sobre el estrés que surge cuando se toman vacaciones y la incapacidad de algunos para relajarse cuando están lejos, quienes dicen que las vacaciones los hacen sentir peor que cuando están en el trabajo. Además, durante unas vacaciones, seguramente se manifestarán las tensiones en una relación o entre los miembros de una familia, cuando las personas de pronto se encuentran juntas en un ambiente extraño por días o semanas.

Para responder con naturalidad a la vida y a los cambios y tensiones que ésta implica, Pilates observó que necesitamos estar bien física y mentalmente.

Los traumas y el estrés tienen menos probabilidades de influir a la gente que se siente bien en mente y cuerpo y que están conscientes de lo que pueden hacer para compensar los efectos negativos de sucesos llenos de tensiones. La buena condición física es muy útil cuando tenemos que salir adelante con algo que nos oprime. La gente cansada reacciona con frecuencia a los acontecimientos estresantes de tal manera que se genera a sí misma aún más estrés. La fatiga física cobra una cuota a la agudeza mental, lo que hace que se vuelva más difícil funcionar eficientemente. La relación entre la fatiga física y mental es incuestionable.

En su libro *Return to Life through Contrology*, Pilates explica que la buena condición física es alcanzar y mantener un cuerpo uniformemente desarrollado con una mente saludable, capaz de realizar natural y satisfactoriamente tareas diarias variadas con gusto espontáneo y con placer. Para competir en el mundo

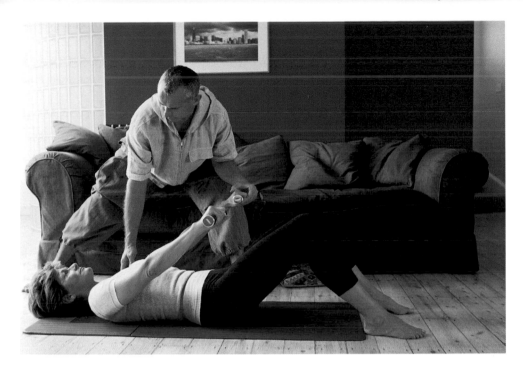

moderno, necesitamos estar en un buen estado físico, pero no podemos comprar la buena condición física como se compra un auto, o adquirirla sólo pensando en ella. Necesitamos tomar medidas con nuestro cuerpo y, en el caso de los Pilates, también con nuestra mente. La salud de ambos mejorará y, gracias a esto, habrá efectos en nuestro espíritu.

La esencia de los Pilates

Lo que diferencia a los Pilates de otras formas de ejercicio es su enfoque holístico y su entrenamiento combinado de mente y cuerpo para lograr una alineación postural correcta. Pilates toma en consideración todo el cuerpo, en vez de enfocar sólo zonas problemáticas. Cuando uno practica Pilates, también es importante recordar que el proceso es más importante que el resultado: no se busca con-

seguir un cuerpo culturalmente aceptado, sino más bien un cuerpo que esté naturalmente alineado.

Elementos clave de los Pilates

- **alargar los músculos cortos y fortalecer los músculos débiles**
- **mejorar la calidad del movimiento**
- **centrarse en los músculos posturales centrales para estabilizar el cuerpo**
- **trabajar para colocar la respiración correctamente**
- **controlar hasta los más pequeños movimientos**
- **entender y mejorar la buena mecánica corporal**
- **adquirir relajación mental**

El sistema mecánico que permite movernos —caminar, correr y brincar— depende de la relación armoniosa entre nuestro esqueleto y nuestros músculos voluntarios.

Una de las funciones principales de los músculos voluntarios es la de proteger nuestro esqueleto. A diferencia de los músculos involuntarios, como la pupila del ojo, somos capaces de controlar nuestros músculos voluntarios. Constantemente les mandamos mensajes por medio del cerebro, diciéndoles que realicen acciones específicas.

Cuando envejecemos, muchas veces nos asombra ver que nuestros músculos ya no hacen exactamente lo que queremos que hagan. Sabemos que las máquinas que usamos necesitan cuidados. De modo parecido, debemos desarrollar una conciencia de nuestros cuerpos como organismos que necesitan nuestros cuidados si no queremos que fallen.

Pilates lleva esto un paso más adelante y destaca la necesidad de hacer ejercicio cuidadosamente. Controlando nuestros movimientos, unimos mente y cuerpo, concepto que es fundamental para Pilates.

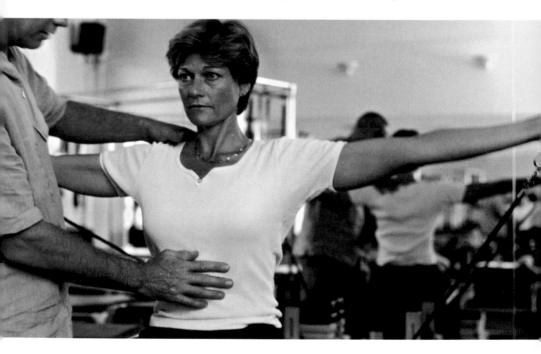

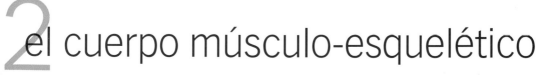

2 el cuerpo músculo-esquelético

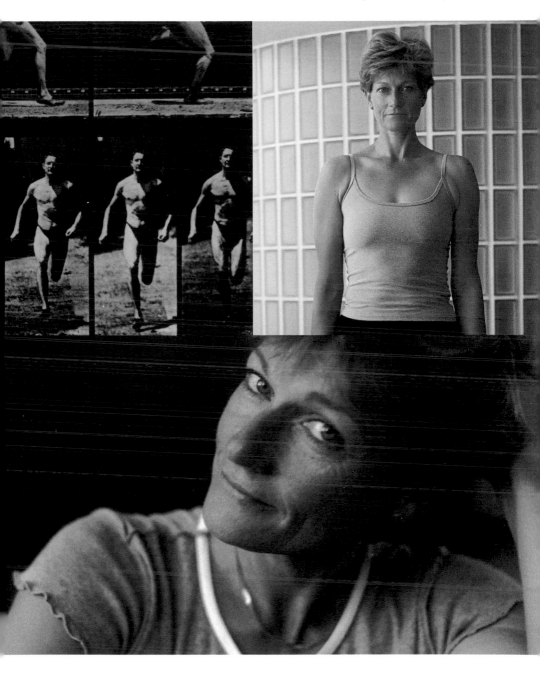

La teoría de los músculos

Cuando Joseph Pilates expuso su teoría, lo que principalmente buscaba era desarrollar el cuerpo de una manera uniforme. Estaba consciente de que las personas tenían con frecuencia conjuntos "favoritos" de músculos que querían trabajar. Por ejemplo, no falta quienes quieran tener el vientre plano, y entonces trabajan solamente los músculos del estómago. Pilates tenía la firme determinación de destacar el hecho de que esto no fomenta la salud muscular total, y menos aún la salud total en general, ya que el buen tono muscular en general es necesario para mantener todos los órganos internos en buenas condiciones y en su lugar correcto dentro del cuerpo.

Al practicar Pilates usted obtendrá control de todo su cuerpo. La repetición de los ejercicios y la ejecución de éstos con toda atención le permitirán adquirir poco a poco una coordinación natural de sus músculos, que normalmente está asociada con actividades subconscientes.

Pilates señaló en sus escritos que todos los animales tienen esta coordinación y este control naturales. Observe cuando un gato se despierta; en vez de brincar, estira todos sus músculos antes de moverse. Tal vez Pilates tomó este elemento de su teoría de las prácticas orientales. Quienes hacen yoga, chi kung o tai chi se darán cuenta de que muchas posturas tienen nombres de animales, porque se basan en sus movimientos. La finalidad que se busca en la imitación de los movimientos animales es que la persona adquiera su equilibrio, flexibilidad y fuerza, así como su salud y vitalidad.

Normalmente, durante la niñez tenemos una postura naturalmente relajada, pero a medida que maduramos nuestro cuerpo empieza a reflejar las tensiones de la vida. Adquirimos una postura incorrecta sin que nos demos cuenta de ello, y esto a su vez se filtra a través de otras funciones físicas y disminuye nuestra vitalidad. Algunos problemas posturales empiezan como resultado de la ocupación que tenemos: cualquier trabajo que requiera el uso repetitivo de conjuntos particulares de músculos da como resultado un desequilibrio postural. Tal puede ser el caso del trabajo sedentario, que propicia una mala postura al sentarnos; o, por ejemplo, del trabajo de peluquería u otro tipo de trabajo, que obliga a la gente a estar parada durante mucho rato, haciendo que acentúe indebidamente partes específicas de su cuerpo.

Otros problemas posturales pueden tener una base emocional. Uno puede ver a ciertas personas llevar en sus hombros, literalmente, una carga emocional que llevan dentro, y se las ve físicamente dobladas por ese peso. Y, por último, algunos problemas posturales se heredan.

Los ejercicios de Pilates no sólo le ayudan a corregir sus problemas posturales, sino que también buscan que usted logre dominar su mente. Joseph Pilates estaba convencido de que cuando a uno le faltaba un ejercicio regular y consciente, eso causaba un deterioro en la función cerebral. Su teoría se basa en parte en la fisiología y en parte en la filosofía. La primera parte de su teoría afirma que el cerebro puede compararse a un tablero de conexión manual telefónico que controla la comunicación entre el sistema nervioso simpático y los músculos. Luego señaló que muchas de nuestras actividades diarias se ejecutan sobre la base de lo que CREEMOS ver, oír o tocar, sin tomar en consideración los resultados positivos o negativos de nuestras acciones. Esto lleva

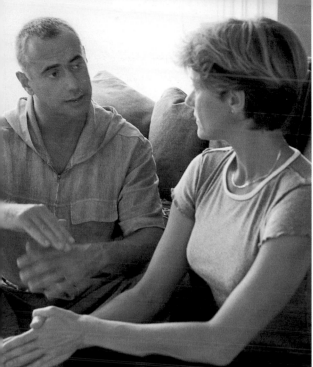

sangre al cerebro, con lo cual se estimulaban algunas zonas que antes habían estado adormecidas.

La memoria de los músculos

Uno de los aspectos de la relación entre la mente y los músculos es la memoria de éstos. Ésta desempeña una parte clave en el aprendizaje de cualquier ejercicio nuevo, pero es particularmente importante en la comprensión de los Pilates, ya que lo que se busca principalmente en los ejercicios es la reeducación del cuerpo, gran parte de la cual es la reeducación de la memoria de los músculos. Los músculos memorizan determinados movimientos, y en especial aquellos que repetimos con frecuencia y que hemos realizado durante mucho tiempo. Una vez que éstos se han implantado firmemente en las funciones de la memoria tanto del músculo como de la mente, es muy difícil cambiarlas. Por ejemplo, si usted trabaja en un escritorio, se sentará de determinada manera. Es su manera única de sentarse. Tratar de cambiar por un tiempo la postura que generalmente toma al sentarse le causará malestar, porque sus músculos quieren regresar a la posición a la que estaban acostumbrados. Igualmente, en el momento en que usted deje de poner atención a la nueva postura, su cuerpo regresará automáticamente a la postura antigua. Por esta razón es que Pilates daba tanta importancia al ejercicio consciente o a la atención cuidadosa que se pusiera al hacerlo, porque cuando perdemos la concentración en lo que hacen el cuerpo y los músculos, es cuando nuestro cuerpo hace lo que le da la gana, y no lo que queremos que haga.

a la formación de hábitos y de actos automáticos. Según la teoría de Pilates, la condición ideal es que nuestros músculos obedezcan a nuestra voluntad, y que nuestra voluntad no debiera estar dominada por nuestros actos reflejos. En esto último, se ve la gran influencia que tuvo Schopenhauer, un filósofo alemán, en Pilates.

Para hablar en términos sencillos, lo que este último pensaba es que con muchísima frecuencia hacemos movimientos físicos sin pensarlo conscientemente, y que esto no es bueno ni para la mente ni para el cuerpo. Por otra parte, el movimiento consciente utiliza células del cerebro, lo que impide que éstas mueran, y esto a su vez ayuda a aumentar la actividad de la mente. Esto, según creía él, era lo que explicaba el sentimiento de elevación espiritual después de una práctica regular de sus ejercicios, que aumentaban constantemente el suministro de

Trabajar los músculos de tres maneras

Pilates destaca la importancia de trabajar los músculos en las tres dimensiones. La razón de esto es que si usted trabaja un músculo en una sola dimensión, las otras dos permanecerán estáticas. Por ejemplo, si usted trabaja en estirar los tendones de la corva, el músculo se ejercita primero con la pierna en la posición natural paralela. El estiramiento se repite con la pierna rotada hacia fuera, luego rotada hacia adentro (*véanse* las pp. 110-111). Esto garantiza que se trabajen todas las dimensiones del grupo muscular.

Tipos de movimiento muscular

El tamaño de los músculos no es importante, pero sí lo es su estado. Los músculos pueden debilitarse o entiesarse fácilmente, pero si se trabaja con ellos, usando los tres tipos de contracción muscular siguientes, podemos fortalecerlos y alargarlos. Esto mejora también el estado de los músculos y las articulaciones.

También es vital aprender a hacer ejercicio de una manera relajada, reduciendo la tensión y permitiendo que fluyan los movimientos del cuerpo. Los atletas son ejemplos perfectos de esto. Justo antes de una carrera, un atleta se concentra en la relajación, ya que los buenos resultados dependen de la libertad en los movimientos. A veces menos llega a ser más.

Los tres tipos de contracción muscular son:

1. Isométrica
2. Concéntrica
3. Excéntrica

La contracción **isométrica** (abajo) es estática. La tensión se desarrolla en el músculo sin que se mueva la articulación. Para el ejercicio completo, *véanse* las pp. 46-47.

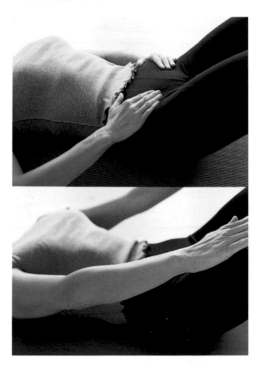

La contracción **concéntrica** (abajo) se da cuando se acorta el músculo en el movimiento. Esto suele suceder en los ejercicios convencionales, como con los abdominales. Para el ejercicio completo, *véanse* las pp. 54-55.

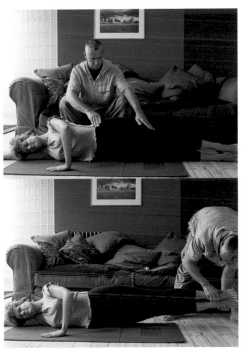

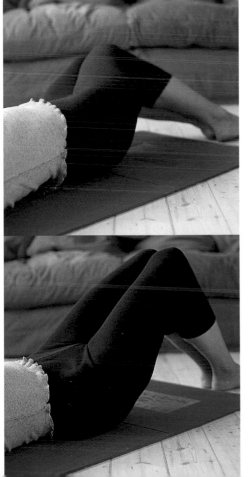

La contracción **excéntrica** (arriba) alarga los músculos. Este movimiento no debe confundirse con el estiramiento, ya que no puede uno contraer un músculo y al mismo tiempo estirarlo. En los Pilates se da mucha importancia a la contracción muscular excéntrica. *Véanse* las pp. 58-59 para el ejercicio completo.

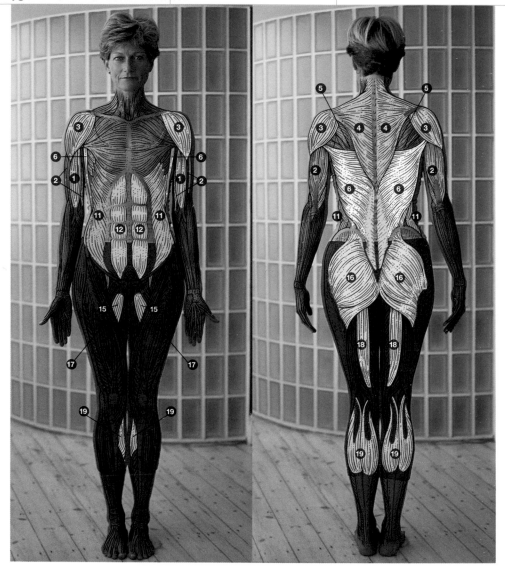

Músculos importantes

Los músculos producen movimiento al tirar de los tendones, que están pegados a los huesos. En la mayoría de los movimientos del cuerpo intervienen más de un grupo de músculos. El movimiento se crea por un par de músculos que trabajan en forma opuesta entre sí: un músculo mueve la articulación en una dirección, mientras que el otro mueve la articulación a su lugar. Existen cientos de músculos en el cuerpo que podemos controlar conscientemente, y aunque no es necesario que usted los conozca todos, es útil saber sus nombres y qué acciones ejecutan los músculos principales en los que centra su atención Pilates.

1. **Bíceps:** parte frontal del brazo; se usa para moverlo.

2. **Tríceps:** parte posterior del brazo; se usa para moverlo.

3. **Deltoides:** abarca el hombro y parte del brazo; se usa para mover el brazo hacia atrás y hacia adelante.

4. **Trapecio:** baja desde la nuca y a lo largo de los hombros; se usa para la extensión de la cabeza.

5. **Romboides:** une los omóplatos (o las escápulas) a la columna vertebral. La mayor parte de él está por debajo del músculo trapecio.

6. *Latissimus dorsi* (latísimo del dorso): va desde el pecho y su parte inferior hasta la región lumbar. Tira de los hombros hacia abajo y hacia atrás, y permite al cuerpo estar erecto.

7. *Erector spinae* (músculo erector de la espina dorsal; no se ve en las imágenes): se encuentra en la parte posterior del cuello, el pecho y el abdomen. Este importante músculo estira la columna vertebral y mantiene el cuerpo erguido.

8. *Quadratus lumborum* (cuadrado lumbar, no se ve en las imágenes): músculo profundo e interior de la cintura. Permite doblar el torso a los lados.

9. *Transversus abdominis* (transverso del abdomen; no se ve en las imágenes): músculo interno y profundo que atraviesa el abdomen. Aplica presión a éste y mantiene los órganos en su lugar. Se encuentra debajo del músculo oblicuo interno.

10. **Oblicuo interno** (no se ve en las imágenes): cruza horizontalmente el abdomen, comprimiéndolo, y permite el movimiento del tronco. Está debajo del músculo oblicuo externo.

11. **Oblicuo externo:** músculo de la pared anterior y lateral del abdomen. Comprime a éste y se usa para mover el tronco en cualquier dirección.

12. *Rectus abdominis:* (recto del abdomen): corre verticalmente hacia abajo por todo el frente del abdomen. Este músculo postural permite mover la parte frontal de la pelvis hacia arriba.

13. *Perineum* (diafragma pelviano); no se ve en las imágenes): es un músculo interno. Forma el piso pélvico y une la pared pélvica que se encuentra en las profundidades de la cavidad pélvica.

14. **Psoas** (no se ve en las imágenes): también conocido como el músculo flexor de las caderas. Es un músculo profundo que va desde el frente del fémur a la región lumbar de la columna vertebral. Actúa para que pueda flexionar el muslo hacia el abdomen al nivel de la cadera.

15: **Aductor:** músculo interno del muslo que se usa para mover la pierna hacia adentro.

16. **Glúteo máximo:** forma el trasero. Se usa para caminar, correr y brincar.

17. **Cuádriceps extensor** (*Cuadriceps femoral*): corre hacia abajo en la parte central del frente del muslo. Extiende la pierna sobre la rodilla. Ejecuta el movimiento opuesto al del semitendinoso o tendón de la corva.

18. **Semitendinoso:** también conocido como tendón de la corva. Corre hacia abajo en el centro de la parte posterior del muslo. Se usa para extender el muslo y para flexionar la pierna en la articulación de la rodilla.

19. **Gastrocnemio:** este músculo corre hacia abajo por la parte posterior de la pierna y forma la mayor parte de la pantorrilla. Da fuerza cuando uno camina y corre.

Más de 600 músculos esqueléticos en nuestro cuerpo, y en total forman del 35 al 50% de nuestra masa corporal. Junto con sus socios (los ligamentos y los tendones), los músculos de nuestro cuerpo realizan dos funciones principales:

1. Nos dan estabilidad básica. Por ejemplo, los músculos de la espalda dan apoyo a la columna vertebral, al igual que los aparejos sostienen el mástil de un yate. Dan estabilidad a nuestra columna cuando se somete a ésta a grandes fuerzas externas (como cuando levantamos algo pesado).

2. Los músculos se usan para realizar tareas como las de caminar, levantar, tirar, etc. El proceso comienza con un mensaje que viaja desde el cerebro, baja por la columna vertebral hasta una raíz espinal nerviosa, y luego sale a lo largo de ese nervio a los músculos apropiados. El mensaje les dice a los músculos qué y cómo hacerlo.

Lesiones en la espalda

Las lesiones en la espalda se presentan con más frecuencia en los músculos que en el esqueleto o los nervios, porque los músculos están sometidos a la mayor cantidad de presión diaria. Los músculos de la espalda trabajan constantemente para dar apoyo a la columna vertebral. Si los músculos están débiles o poco desarrollados, casi cualquier actividad puede llevar a un esfuerzo muscular violento o a un desgarramiento, y eso acarrea el riesgo de un daño a una vértebra, un nervio o un disco.

El riesgo mayor de una lesión muscular se presenta cuando uno usa los músculos de su espalda (y los que están alrededor de ésta) para realizar un trabajo inusualmente arduo. Si bien su capacidad para efectuar cualquier tarea sin que resulten lesionados depende de su fuerza y flexibilidad; la técnica que use para realizar esa tarea es aún más importante. No es mucho lo que podemos hacer con los huesos y los nervios con los que nacimos, pero sí podemos hacer algo con el desarrollo de nuestros músculos, peso corporal y nuestra salud física general. También podemos mejorar nuestra comprensión de una buena postura y la manera en que trabaja la mecánica de nuestro cuerpo.

1. Vértebras cervicales: esta sección de la columna vertebral, las 7 vértebras de la parte superior, es muy flexible y permite que la cabeza tenga un gran margen de movimiento. Sin embargo, esta flexibilidad es la que hace que la columna vertebral en su parte cervical sea particularmente vulnerable a cualquier lesión.

2. Vértebras torácicas: estas 12 vértebras se articulan con los 12 pares de costillas.

3. Vértebras lumbares: son las 5 vértebras que hay entre las costillas y la pelvis; se conocen como la *central de fuerza*, porque cargan con el peso del torso.

4. Vértebras sacras: estas 5 vértebras están fundidas junto con el cóccix, y todas forman un hueso sólido.

5. Cóccix: las 4 vértebras inferiores de la columna.

6. Esternón: éste se une con los 10 pares de costillas superiores, y deja los 2 pares inferiores flotando.

7. Costillas: éstas forman una jaula que protege a los órganos internos de heridas y lesiones.

8. Pelvis: sólida estructura de 3 huesos fundidos: el ilium, que tiene forma de ala; el pubis, al frente; y el ischium atrás.

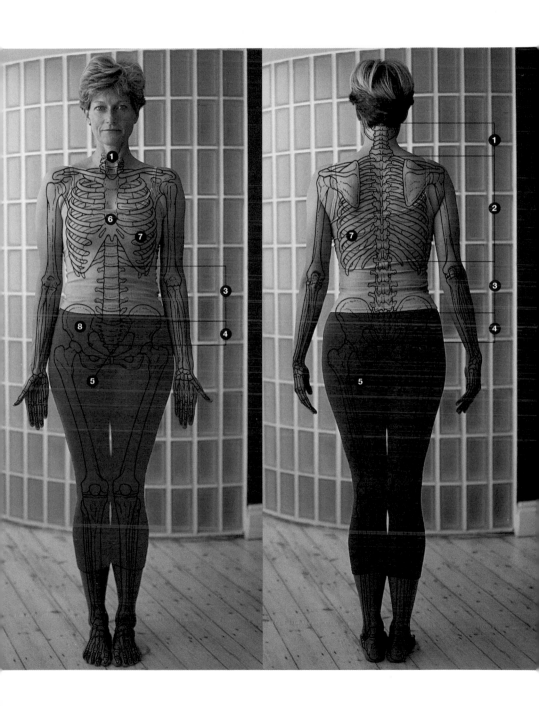

La mayoría de nosotros prueba un método nuevo de tratamiento o de ejercicio porque buscamos una cura para un problema específico. Si optamos por una forma de trabajo corporal como los Pilates, muchas veces es porque tenemos un problema músculo-esquelético. Tal vez sufrimos de un dolor recurrente de espalda que haya sido la consecuencia de un accidente años atrás, o un mal congénito que haya causado deformidad en la espina dorsal, tal como una escoliosis (*véase* la p. 34), o bien un problema relacionado con el trabajo, como un daño por repetición de un esfuerzo (DRE).

No obstante, el instructor (o la instructora) de Pilates no sólo se fijará en su problema original, sino que le hará preguntas sobre su historia médica y su estilo de vida, y evaluará su constitución mental y emocional. Después observará su postura, en dónde tiene tensión y dónde hay un desequilibrio. Es hasta después de haber obtenido y evaluado esta información que el instructor de Pilates creará un programa de ejercicios a su medida y al estado de su cuerpo.

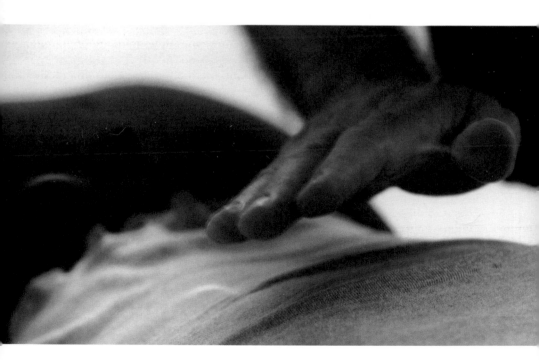

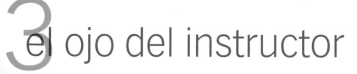

3 el ojo del instructor

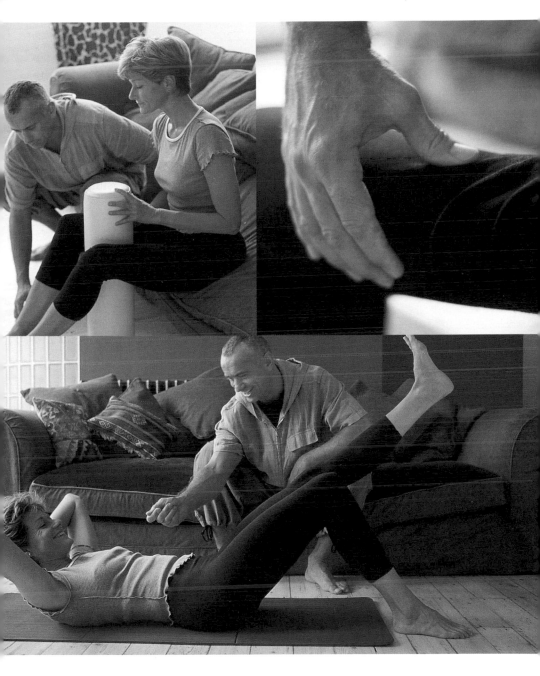

Cómo elegir un instructor

Este libro es de autoayuda, pero la enseñanza de un instructor la llevará más lejos que cualquier cosa que usted pueda enseñarse a sí misma.
Usted puede enseñarse a sí misma a jugar tenis o golf, por ejemplo, pero si acude a un entrenador aprenderá cosas que usted no podría haber conocido sola. Para empezar, el entrenador puede verla objetivamente, cosa que usted no puede hacer. Asimismo, él tiene un ojo experimentado que puede detectar en qué lugares pueden tener un efecto más importante los cambios técnicos menores. En los Pilates, ahí donde la precisión de movimiento es fundamental, sólo el ojo de un instructor experimentado puede ver lo que uno está haciendo mal y hacer las correcciones necesarias.

Al igual que con otras terapias, usted necesita encontrar un instructor con quien se sienta a gusto y que la entienda bien y comprenda su estado físico. Quizá encuentre a la persona adecuada muy pronto, o tal vez tenga que probar con varios instructores antes de encontrar a alguien con quien se sienta contenta trabajando. La recomendación es una buena forma de empezar.

También es importante encontrar un instructor que haya tenido la capacitación correcta. Capacitarse en Pilates lleva dos años. Los que han tomado el curso están acreditados por la Pilates Foundation, que fue fundada en 1996 y que es una organización independiente, sin fines de lucro y que regula a los maestros de Pilates en el Reino Unido y Europa. Buscar en Internet también le proporcionará información acerca de los instructores, sus estudios y su filosofía.

Dónde practicar

El lugar ideal para practicar es en el gimnasio de un instructor, pero como con frecuencia éstos sólo se encuentran en las ciudades grandes, es posible que no tenga otra alternativa que practicar en su propia casa. En tal caso, quizá pueda encontrar un instructor que venga a su casa, tal como lo haría un entrenador personal. El único inconveniente de trabajar en casa, con o sin instructor, es que usted no tendrá acceso a todo el equipo que se usa en un gimnasio.

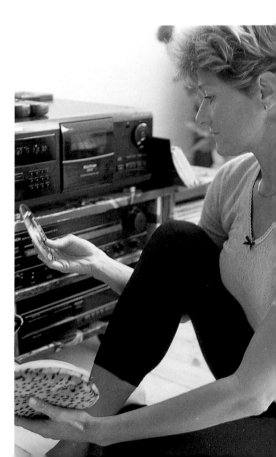

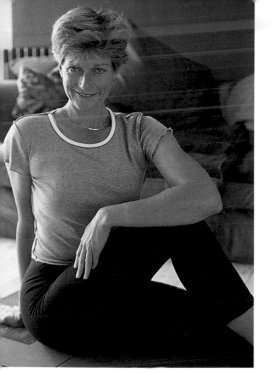

Depende de usted qué hora elija para practicar. Hay quienes creen que es mejor hacer ejercicio ya avanzado el día, porque los músculos ya se calentaron. Por otro lado, si se espera hasta más tarde, quizá la atrapen a tal grado las actividades diarias que usted decida posponer su sesión de ejercicios hasta el día siguiente, que a su vez la pasa otra vez al día siguiente, y así sucesivamente. El plan de ejercicios de Estabilización Central que se muestra en este libro calienta los músculos de cualquier manera, así que no hay necesidad de realizar una rutina de calentamiento por separado, como con otras formas de ejercicio. De modo que si usted es el tipo de persona capaz de levantarse temprano y hacer ejercicio antes de irse a trabajar, ésa es una buena hora para hacerlo: antes de que el día se apodere de usted.

Practicar en la casa

Los ejercicios de Pilates requieren que usted esté totalmente concentrada en lo que hace. Por esta razón, usted debe intentar siempre hacer ejercicio en un lugar y a una hora en los que esté segura de que no la molestarán personas o ruidos (como llamadas telefónicas). Esto no quiere decir que deba hacer ejercicio en silencio absoluto: puede poner música relajante.

También va a necesitar hacer espacio para los ejercicios. Si es lo bastante afortunada para dedicar un cuarto completo a los Pilates, eso le ahorrará tener que despejar una parte de su casa cada vez que quiera practicar. Si no, trate de encontrar un lugar en su casa que pueda usar sin que tenga que mover la mitad de los muebles antes de comenzar, porque de otro modo es probable que se desanime.

No necesita ropa especial; sólo use algo ligero y cómodo que no le impida el movimiento, y que esté hecho de preferencia de fibras naturales, que la mantendrán más fresca. Revise que el cuarto esté lo bastante tibio, ya que sus músculos se tensarán automáticamente con el frío.

Equipo

En este libro los ejercicios se han limitado a propósito a aquellos que pueden hacerse en casa con un equipo mínimo. La mayoría de ellos se harán en el suelo, así que usted necesitará una colchoneta para hacerlos, y puede adquirirla en cualquier tienda donde se vendan artículos deportivos. Otra opción es que use una sábana doblada a lo largo, pero también debe ser lo bastante ancha para permitirle movimientos de un lado a otro.

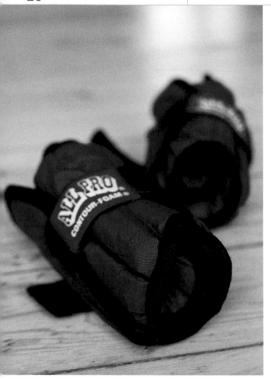

el peso más ligero primero, mientras que una persona más joven y potencialmente en mejores condiciones puede usar la de I.5 kg de inmediato. Las pesas pueden adquirirse en una tienda de artículos deportivos. Usted verá que es mejor utilizar pesas de mano adecuadas más que latas de comida o bolsas de arroz, ya que éstas no son igualmente cómodas ni facilitan la ejecución de los movimientos. También puede adquirir pesas para los tobillos, que aumentarán los efectos de resistencia en algunos de los ejercicios de las piernas.

El equipo de un gimnasio de Pilates

En este libro los ejercicios son totalmente del tipo de trabajo en colchoneta que puede hacerse en casa. En un gimnasio de Pilates usted encontrará equipo basado en las obras que Joseph Pilates construyó cuando estuvo recluido durante la primera Guerra Mundial. Tales obras añaden resistencia a los ejercicios, y de esta manera le ayudan a mejorar su capacidad para controlar su cuerpo.

No trabaje encima de un tapete, pues no proporciona suficiente protección para magulladuras en su columna vertebral, y de cualquier manera es incómodo. Tampoco practique sobre una cama, pues es demasiado suave.

Para algunos ejercicios, necesitará una almohada o un cojín. Asimismo, las personas con problemas en el cuello tal vez quieran poner una toalla doblada o una almohada

El reformador

Este equipo multifuncional usa resortes de tensión para agregar resistencia. Es una forma de trabajar todo el

pequeña debajo de su cuello como apoyo. Esto se indicará en los ejercicios correspondientes. Unos pocos ejercicios requieren el uso de pesas de mano ligeras. Éstas deben ser de 1 a 1.5 kg por cada par. La gente mayor debe elegir

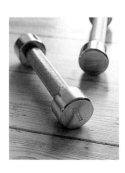

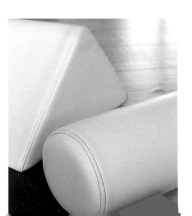

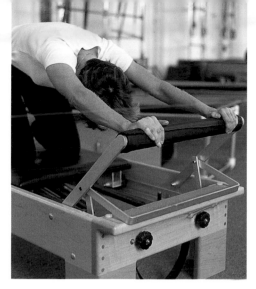

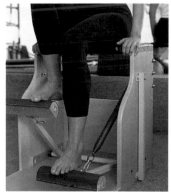

cuerpo mediante el fortalecimiento y el alargamiento de los músculos. Sin embargo, a diferencia de las máquinas de pesas que se encuentran en los gimnasios convencionales, crea fuerza sin abultar los músculos (*véase* foto superior.)

El cadillac

Esta pieza del equipo tiene uniones especializadas que se usan para trabajar en la articulación espinal y la fuerza muscular. Si los hiciera en un gimnasio, muchos de los ejercicios de este libro se harían en el cadillac, pero en casa estos ejercicios pueden hacerse en una colchoneta. Hay muchos ejercicios avanzados de Pilates que implican el uso del cadillac, pero pueden ser acrobáticos y puede llevarle años para perfeccionarlos (*véase* la foto inferior).

La silla

Tal vez ésta haya sido la máquina de pasos, o *step machine*, original, y tiene la capacidad de trabajar todo el cuerpo. Su equipo es muy avanzado, porque lo obliga a usted a soportar todo el peso de su cuerpo mientras la usa, a diferencia de las otras piezas del equipo que mantienen su cuerpo sólo parcialmente mientras usted hace los ejercicios (*véase* la foto superior).

Duración de los ejercicios

Si usted va a un gimnasio, le recomendarán que trate de asistir dos veces por semana, aunque los instructores saben que este ideal no es posible para todos. Las sesiones en un gimnasio generalmente duran hora y media.

Si usted hace Pilates en casa, necesitará ser realista respecto al tiempo que tiene para hacer ejercicio diariamente. Debe ser honesta con su actitud hacia el ejercicio. Recientemente los instructores de un club señalaron las características de distintas "personalidades que hacen ejercicio". Una de ellas es "seguido".

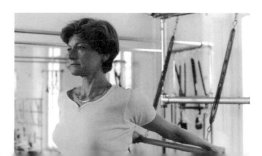

Las personas de este tipo comienzan practicando fanáticamente. Hacen ejercicio todos los días, quizá varias veces al día si les es posible. Se ponen metas inalcanzables, y cuando se dan cuenta de que no las lograrán, dejan de hacer ejercicio completamente. Esta manera de ejercitarse de empezar-y-detenerse significa que nunca ven un resultado verdadero. La regularidad es esencial. Recuerde que usted está tratando de reeducar el cuerpo y la memoria de los músculos, y es más probable que esto suceda si le recuerda al cuerpo todos los días, aun cuando sea solo por un rato, que si usted espera que él recuerde lo que hizo hace 7 días.

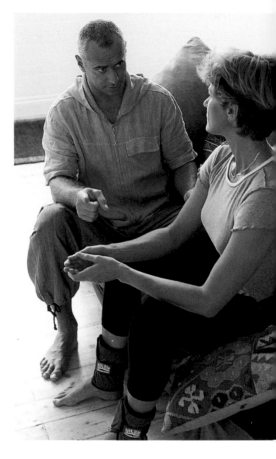

Cuando usted está aún aprendiendo los ejercicios le llevará más tiempo completar todo el plan de los mismos. Lo más importante es hacer cada uno de los ejercicios de manera adecuada. Idealmente, usted debería plantearse como finalidad 2 sesiones de una hora y media cada semana, y si además puede hacer de 15 a 30 minutos todos los días, sería excelente. En los días en que tenga menos tiempo, haga más ejercicios pero menos repeticiones de cada uno. Esto es mejor que hacer menos ejercicios y mantener las repeticiones en una cantidad máxima, ya que usted seguirá trabajando todo el cuerpo en vez de sólo una parte.

El método de Pilates hace hincapié en que uno debe poner toda su atención. Usted no ejecuta los ejercicios como simples acciones, sino que debe concentrarse en seguir los movimientos con precisión, y al mismo tiempo estar consciente de lo que está experimentando físicamente. Esto es lo opuesto a la mayoría de los ejercicios convencionales, que requieren la repetición frecuente de acciones sin que uno se concentre en tener conciencia de todo el cuerpo.

Por otra parte, en los Pilates la cantidad de repeticiones de un ejercicio es deliberadamente baja, siendo la cifra máxima de 10, mientras que algunos no deben superar las 5 repeticiones. El razonamiento que hay detrás de esto es que si uno hace un ejercicio con precisión, sentirá el trabajo del músculo. Si luego repite el ejercicio hará que el músculo trabaje hasta quedar exhausto. Esto debe evitarse, porque cuando un músculo está cansado uno deja de trabajarlo, y en vez de ello, uno desarrolla tensión en otros músculos, lo que significa a su vez que está empezando a usar los músculos erróneos.

Momentos y épocas en que debe evitarse el ejercicio

Al igual que con todas las formas de ejercicio, hay épocas en que éste debe evitarse.

– No haga ejercicio si no se siente bien. No obtendrá ningún beneficio de éste, ya que no podrá concentrarse correctamente en lo que hace. En vez de ello, debe concentrarse en usar su energía para mejorar. Podría usar el tiempo de su ejercicio para hacer meditación o visualización creativa. También puede darse un baño caliente en tina y ponerle aceites de aromaterapia. Si el agua está muy caliente, quédese entre 5 y 15 minutos, no más. El calor de un baño caliente saca las toxinas a la superficie de la piel. Después de su baño en tina, dése una ducha para que el agua se lleve las toxinas. Dése baños en tina sólo si no tiene que volver a salir, porque causan modorra y activan sudoración algunas horas después. Si no le gustan los baños calientes en tina, dése uno más tibio en el que pueda relajarse. Lo mismo que con el anterior, será benéfico si le pone aceites o sales minerales, que le ayudarán a relajar los músculos y a sacar las toxinas.

– Si usted está embarazada, debe consultar a un instructor de Pilates experimentado antes de hacer ejercicio; él podrá recomendarle una rutina moderada en caso de que usted quiera hacer ejercicio mientras está embarazada.

– Si tiene una lesión que le cause dolor, debe consultar al instructor de Pilates antes de empezar cualquier ejercicio. A veces es mejor dejar descansar la lesión que empezar a trabajar en la zona afectada

inmediatamente. Todos los instructores de Pilates, fisioterapeutas y otros practicantes de trabajo corporal hacen esta recomendación general.

– Asimismo, si está tomando analgésicos fuertes, es recomendable esperar hasta que el dolor haya cedido lo suficiente para que los deje de tomar. La razón de esto es que los analgésicos enmascaran el dolor, y mientras usted hace ejercicio no se dará cuenta de ningún otro dolor ocasionado por los movimientos que haga y que tal vez le causen mayor daño. Hay quienes dicen que si no duele cuando uno hace ejercicio, éste no sirve. Las personas creen generalmente que deben forzarse a sí mismas hasta que les duela mientras hacen ejercicio para que éste les haga bien, pero esto no es verdad sino lo contrario. Usted no debe en modo alguno forzar a sus músculos hasta que le duelan. El dolor no debe confundirse con sentir la contracción del músculo mientras usted lo ejercita, especialmente cuando usted empieza un programa de ejercicios. Por eso es que usted no debe obligar a su cuerpo a ir más allá de sus límites: en un ejercicio vaya sólo hasta donde le resulte cómodo.

– No haga ejercicio después de una comida pesada, ya que pueden darle calambres muy fuertes y dolorosos.

– No haga ejercicio después de beber alcohol porque, dejando de lado otras razones, usted no estará en el estado mental adecuado para concentrarse.

– Si usted está bajo tratamiento médico, consulte a su médico antes de iniciar cualquier tipo de ejercicio nuevo. Asimismo, recuerde decirle a su maestra de Pilates sobre cualquier enfermedad o dolencia, o de las lesiones que padezca.

Marco Aurelio, el emperador y filósofo romano del siglo II, dijo: **"El cuerpo debe estar estable y libre de cualquier irregularidad, sea en el reposo o en el movimiento."** Este ideal es difícil de alcanzar en el mundo contemporáneo. Hoy en día esperamos obtener los máximos resultados en todos los aspectos de nuestra vida, y sin embargo muy pocas veces tenemos el tiempo suficiente de examinar la eficacia de nuestros esfuerzos. Sea que estemos trabajando o que nos encontremos relajados, nuestro cuerpo parece estar en un estado constante de intranquilidad.

Muchos adultos se ven obligados a permanecer sentados durante largos ratos en el trabajo, con frecuencia ante la computadora. Pero estar sentado por mucho tiempo es una actividad antinatural. Por ejemplo, si usted observa a los niños (*véanse* las fotos), verá cómo les incomoda estar sentados y cuánto más prefieren andar por ahí y rodar, hasta que alguien los obliga a sentarse en una clase en la escuela, o tienen que demostrar que se portan bien. Con mucha frecuencia aprendemos nuestros hábitos posturales, sean éstos buenos o malos, cuando todavía somos pequeños.

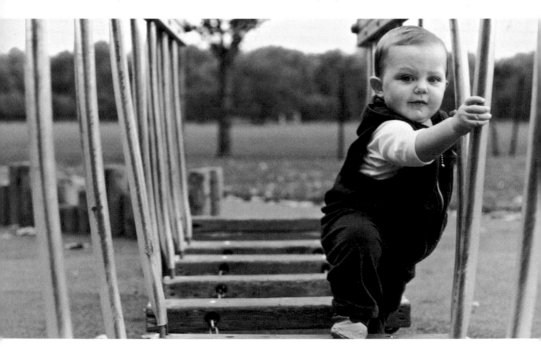

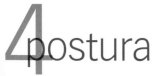

4 postura

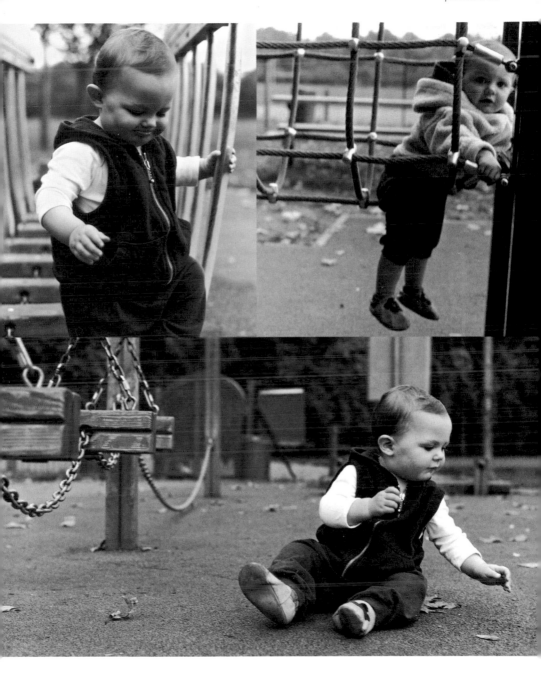

La buena postura

Con frecuencia nos dicen que debemos mejorar nuestra postura; sin embargo, la mayoría de nosotros no sabemos a ciencia cierta qué es realmente una buena postura. Los de la época victoriana valoraban tanto la espalda derecha que, para sólo enderezara a las jovencitas, les ponían una tabla en la espalda como entrenamiento. Esta manera de ver la buena postura siguió hasta la segunda mitad del siglo XX, y ha sido sólo gracias al interés cada vez mayor en los Pilates, la Técnica Alexander y el Método Feldenkrais que hemos aprendido que una buena postura es mucho más que una espalda derecha.

Una buena postura da equilibrio a los miembros, permitiendo que los movimientos que se hagan (como caminar) se realicen con suavidad. Todos tienen una manera única de caminar, de modo que tratarse de apegar a un solo ideal no es, sencillamente, práctico; pero una conciencia de la postura de nuestro cuerpo puede agregar sinergia y control a un movimiento que, si no, sería inconsciente.

Si observamos la manera como camina la gente, esto a menudo nos proporciona una idea de su personalidad y de sus emociones. Estas interaccionan aparentemente con los músculos que facilitan el movimiento para caminar y con ellos que se encuentran en la parte superior del cuerpo, de modo que crean un estilo personal. Con el tiempo, esa postura se convierte en una norma para esa persona. Quizá ella no esté consciente de la tensión que mantiene en sus músculos, tensión que constantemente jala y tuerce el esqueleto, y que también estrecha los músculos. Tal vez tampoco tenga conciencia de que este uso incorrecto de sus músculos y articulaciones la hace desperdiciar energía y la cansa.

En la actualidad, la mayoría de la gente camina muy poco, lo que hace más importante la manera en que nos sentamos. ¿Qué hacemos cuando nos sentamos? Generalmente no lo hacemos pensándolo mucho. Nuestra tendencia es a dejarnos caer y a comprimir la espina dorsal de manera que ésta se curva, redondeándose de un modo antinatural y acortando los músculos. Con el transcurso del tiempo, estos músculos acortados resisten el intento de alargarlos, y esto implica molestias. Al reeducar el cuerpo haciendo los ejercicios de Estabilización Central de Pilates, usted puede adoptar con mayor comodidad una buena postura al sentarse.

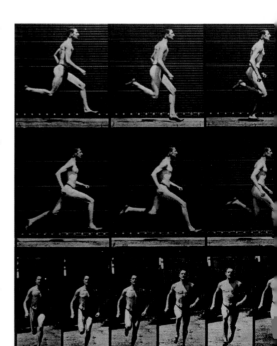

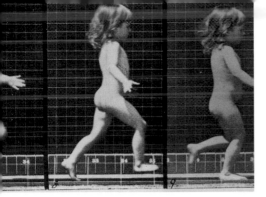

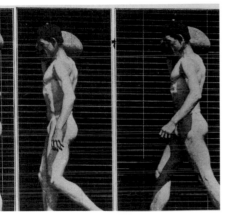

recta, sería extremadamente vulnerable a los impactos.

La columna vertebral está hecha de vértebras óseas, acojinadas por discos. Éstos constan de un centro gelatinoso (núcleo) rodeado por una estructura fibrosa semejante a un anillo (*annulus*). Alrededor de las vértebras y los discos hay músculos y ligamentos que dan movimiento y estabilidad. Las posturas malas (por ejemplo, sentarse encorvado en un escritorio o dejarse caer en el sofá de su casa) puede provocar que el núcleo se comprima contra el fibroso *annulus* y duela.

Problemas posturales

La postura del feto en el vientre es el punto en el que se inicia nuestra vida. Si vemos una foto de un embrión, veremos que la columna vertebral está curvada como una "C". Una vez libre de los límites del vientre materno, la columna del bebé se alarga poco a poco, y en este punto se desarrollan dos nuevas curvas en la espina que forman dos huecos. La primera se encuentra en el cuello y se llama curva cervical. Ésta se forma para que podamos sostener la cabeza erguida. Cuando el bebé aprende a gatear, y con el tiempo a caminar, aparece otro hueco en la espalda baja, que se llama curva lumbar. La tercera curva en la columna es convexa y se llama curva torácica. Son muchos los problemas que pueden surgir en la columna, pero las deformidades más frecuentes se ven son la xifosis, la escoliosis y la lordosis. En algunos casos existe una tendencia genética para que aparezcan, mientras que en otros se debe a una postura desequilibrada. Estos males, que son muy frecuentes, pueden rectificarse haciendo ejercicios de Pilates.

Pero sentarse en el trabajo y en la casa es sólo una parte del problema, y de la solución, de una mala postura al sentarse. La conciencia de la función que tienen músculos y esqueleto y su reeducación son la única solución duradera a los problemas de postura y las dificultades resultantes. Por ejemplo, debemos estar conscientes de la forma en que trabaja la espalda para soportar las diferentes tensiones a que la sometemos. Las tres curvas naturales de la espalda (dos huecos y una joroba) le ayudan a soportar mayor fuerza que si estuviera perfectamente recta. Una curva normal de la espalda baja sostiene la anatomía de esta parte de la espalda e impide que se lesione. Estas curvas naturales tienen la misma función que un amortiguador de choques. Si la espina estuviera del todo

Xifosis

La xifosis está situada entre las escápulas (omóplatos) y es la única parte de la espina que ha conservado su forma convexa. La xifosis es normal, pero si aumenta se considera anormal: esto es lo que comúnmente se llama una espalda redonda. La verdadera xifosis anormal puede confundirse con los hombros redondos, que es cuando la espalda está totalmente encorvada, más que tener una joroba que se haya hecho desde el frente hacia atrás. Los hombros redondos se ven con frecuencia en los adolescentes cuando adoptan una postura desgarbada. Ésta se conoce como la "xifosis postural", y no es una auténtica deformidad espinal. La verdadera xifosis puede a veces estar asociada con la osteoporosis y por lo tanto se ve con frecuencia en mujeres que se encuentran en la posmenopausia.

El tratamiento convencional de la xifosis excesiva es la fisioterapia, y pocas veces se recomienda cirugía. La tendencia a formar una xifosis anormal puede ser hereditaria. Se recomienda a las familias que tienen una historia de anomalías espinales que lleven a sus hijos a un examen regular, a fin de que puedan comenzar un programa de ejercicios preventivo a la edad más temprana posible.

Escoliosis

La escoliosis es una curvatura lateral de la columna, es decir que se curva hacia un lado, y en ella también se da a menudo una rotación de la espina. Existe una tendencia a tener escoliosis, y suele ser más común en las mujeres. Cuando no es genética, la escoliosis funcional puede tener como causa la repetición de acciones (como cargar en el hombro una bolsa

pesada. En la mayoría de los casos, sin embargo, se desconoce el motivo. Ésta se llama "escoliosis idiopática", y en general aparece por primera vez en la infancia o en la adolescencia.

Una escoliosis grave puede alterar la posición de las costillas, y en consecuencia puede llegar a perjudicar la colocación natural de los órganos internos. En tales casos, la apariencia de la persona y su salud en general podrían verse afectadas. Entre los riesgos para la salud que pueden surgir de una escoliosis grave se encuentran problemas neurológicos debidos a la presión sobre los nervios y problemas pulmonares. Una curva hacia un lado en la espina baja también puede afectar a la parte superior, ya que la persona compensa la curva en la espalda baja.

Lordosis

Cierto grado de curvatura en la espalda baja es bastante normal, pero si el hueco es demasiado pronunciado en la parte de la espina lumbar, entonces el mal se define como lordosis. Esta curvatura hacia adentro de la espina tiende a hacer que se vea más prominente el estómago que como realmente es, y eso hace que la persona parezca que tiene sobrepeso cuando de hecho no es así. En algunas personas la curva es flexible.

Cada uno de estos problemas posturales puede mitigarse con ejercicios de Pilates, especialmente si un instructor experimentado crea un programa de ejercicios hechos a la medida y si supervisa el progreso de la persona en cuestión, y a la vez revisa que no intente de trabajar más allá de sus límites. Por ejemplo, con los ejercicios de Pilates mucha gente ha descubierto que ha podido dar alivio a su escoliosis, que

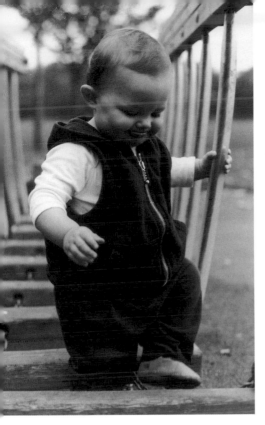

qué hacer con los brazos. Los cruzamos en la parte frontal de nuestro cuerpo, apretamos las manos detrás de la espalda o las ponemos en las caderas. Esta intranquilidad es la que nos cansa y la que nos lleva a buscar un lugar donde sentarnos. Es como si no tuviéramos un sentido del centro de gravedad de nuestro cuerpo; pero si podemos encontrarlo, nos mantendrá en una posición de equilibrio y serenidad.

Los Pilates enseñan una manera de estar de pie que nos permite descansar en esa posición con nuestros músculos relajados y nuestro equilibrio centrado. Probablemente llevará algo de práctica antes de que se convierta en una segunda naturaleza, pero una vez que lo logre, hará que se canse usted con menos facilidad, se sentirá más alta y más relajada en cualquier lugar donde se encuentre.

Cómo estar de pie

puede ser la anormalidad espinal más problemática de todas. Esto, desde luego, no se dará en días o semanas, sino en varios años de práctica regular.

De pie

Estar de pie es una actividad que a mucha gente le parece con frecuencia incómoda. A menudo, cuando estamos de pie sin movernos no sabemos qué hacer con nuestro cuerpo. Descansamos nuestro peso en una pierna y doblamos la otra; luego, cambiamos al otro lado. Intentamos estar de pie derechos, pero trabamos las rodillas y empujamos la pelvis hacia delante, con lo que creamos un hueco exagerado en la parte inferior de la espina. Al mismo tiempo, no sabemos

Los siguientes 6 puntos le permitirán estar de pie cómodamente con sus músculos relajados.

1. Póngase de pie con los pies separados a la altura de sus caderas.

2. Sus piernas deben ver hacia el frente.

3. Sus piernas deben estar derechas, pero las rodillas no deben estar trabadas con la articulación.

4. Deje descansar sus brazos en ambos lados con naturalidad, y deje que caigan a la mitad de su cadera.

5. Sienta cómo la parte media de cada pie soporta su peso.

6. No eche el cuerpo hacia atrás, dejando que sus talones soporten su peso; tampoco deje que lo sostengan los otros huesos de los pies; apóyese sólo en la parte media.

Cómo sentarse

Al igual que con la posición de pie, sentarse es algo que con frecuencia no hacemos muy bien. Nos sentamos acomodándonos en uno de los huesos de las caderas y luego nos cambiamos al otro. Cruzamos las piernas o nos sentamos con una pierna debajo de nosotros. Nos meneamos en nuestro asiento, tratando de encontrar una posición que se sienta cómoda. Cuando finalmente la encontramos, no dura mucho tiempo. Tratamos de hallar soluciones externas a esto (como soportes lumbares en las sillas o en el asiento del auto). Pero el problema con éstos es que no son convenientes para la mayoría de las personas. Están demasiado bajos para que den el apoyo necesario y, en vez de darlo, lo que hacen generalmente es empujar la parte lumbar de la columna hacia adelante, lo que a su vez empuja hacia adelante los músculos abdominales y los órganos internos.

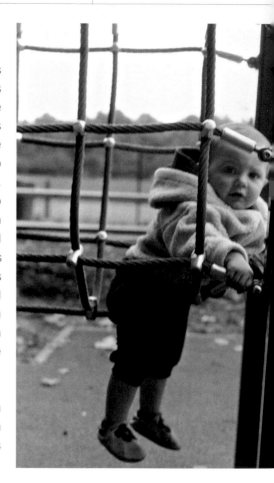

Cuando busque una silla que sostenga su espalda apropiadamente y le permita adoptar una buena postura para sentarse, usted debe ver que tenga las siguientes características:

1. Debe poder sentarse cómodamente, y el asiento de la silla debe sostener todo su muslo.
2. Usted debe poder poner ambos pies planos en el piso.
3. El soporte de la espalda debe ser tan alto como sus omóplatos. Los respaldos de muchas sillas de oficina son o más bajos o más altos.

Recuerde sentarse con su peso distribuido en forma equilibrada; sus rodillas deben estar ligeramente separadas para sostener el peso, y sus pies deben estar juntos, debajo de las rodillas.

Cómo acostarse

Pasamos acostados casi la tercera parte de cada día. Igual que en los dos casos anteriores, tampoco pensamos mucho en esto: sólo lo hacemos y, como estamos dormidos casi la mayor parte de ese tiempo, no nos damos cuenta de nuestra posición. Acostarnos debería ser nuestra posición fundamental para descansar, pero aun así nos las arreglamos para torcernos de diversas maneras que violentan nuestros músculos y limitan la circulación de nuestra sangre.

Posiciones para dormir

Mucha gente duerme bocabajo. Esta posición no es buena, ya que no brinda soporte a la columna. Por otra parte, cuando la gente duerme en esta posición por lo general sube una pierna y la dobla, lo que tuerce la columna; además, para respirar adecuadamente mientras está uno acostado bocabajo, la cabeza tiene que volverse a un lado; esto no sólo tuerce el cuello, sino que también puede atrapar nervios del cuello, lo que provoca una sensación de entumecimiento o de tener "alfileres y agujas" durante el sueño o al despertar. También puede crear escoliosis funcional (*véase* p. 34).

Las mejores posiciones para dormir son acostarse boca arriba o de lado. Si usted tiene un problema de espalda baja, puede ser útil dormir con almohadas entre sus rodillas. Esto se recomienda también si está usted embarazada, época en la que puede ser muy difícil encontrar una posición para dormir cómoda, y usted tiene más probabilidades de padecer problemas circulatorios. De igual mane-

ra, si usted tiene una lordosis (*véase* p. 34), si coloca almohadas debajo de los muslos o del trasero, eso le puede proporcionar más comodidad mientras duerme. Mucha gente asegura que le es imposible dormir con almohadas entre las piernas o debajo de las mismas, pero generalmente les lleva poco tiempo apreciar los beneficios y olvidar incluso que ahí están las almohadas.

Camas y almohadas

Los colchones duros no son buenos. Es preferible tener un colchón firme que ceda un poco y pueda amoldarse a los contornos del cuerpo. La cantidad de almohadas que use depende de la densidad de las mismas, pero una o dos es lo normal. Si la almohada es de una densidad mayor, una debe ser suficiente para la mayoría de las personas. Es importante que el cuello quede totalmente sostenido por la almohada, y que no haya huecos entre el cuello y la almohada que causen tensiones o torceduras adicionales a los músculos de esa parte del cuerpo.

En la primera etapa de aprendizaje de los Pilates, usted escucha al instructor y luego sigue sus indicaciones. Por un tiempo, usted continúa practicando exactamente lo que le han enseñado. Pero después llega la segunda etapa, que es cuando usted cree que ha aprendido las lecciones tan bien que ahora puede empezar a mejorarlas con sus propias ideas. La experimentación es una parte necesaria de la evaluación de teoría y práctica, pero es eficaz sólo cuando el concepto fundamental se ha entendido por completo.

Cuando uno aprende, uno interpreta de un modo particular lo que le han enseñado. Uno programa esa información en su mente, y ahí se asienta. Nuestra interpretación tal vez sea sutilmente diferente de como nos la enseñaron. Es entonces cuando necesitamos que el instructor nos recuerde el método original, porque sólo la práctica correcta es la que da un buen resultado.

Recuerde esto: regrese siempre a lo fundamental antes de avanzar.

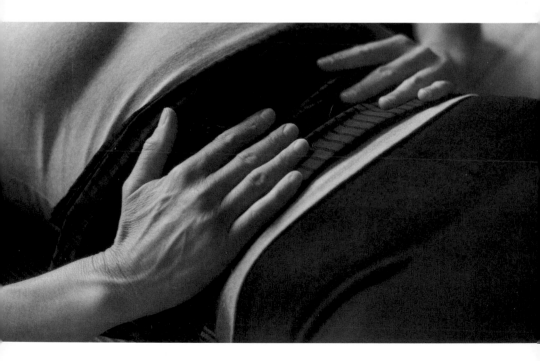

5 estabilización central

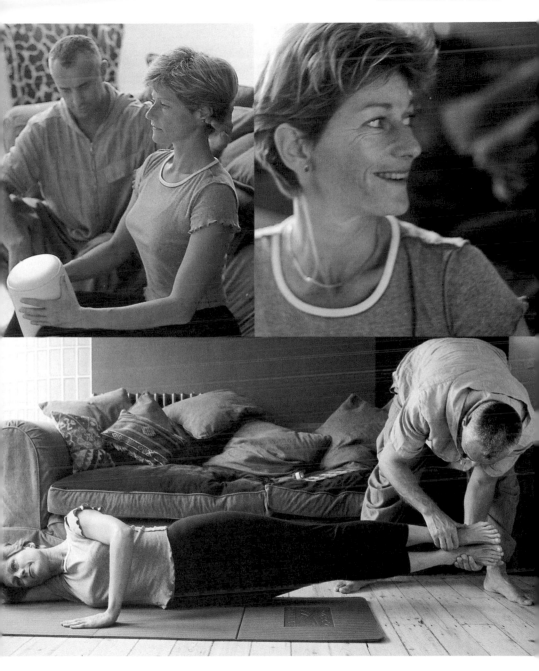

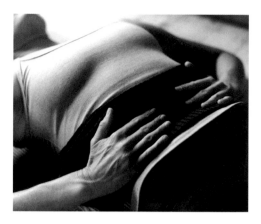

Estabilización Central

La Estabilización Central es el punto focal de los Pilates. Podría describirse como equilibrar el centro, o crear un fuerte centro empezando con el fortalecimiento de los músculos internos. En esencia es crear un círculo de fuerza alrededor del centro del tronco, ya que los músculos en el centro del cuerpo son fundamentales para la salud del todo. El fortalecimiento de estos músculos protege la columna vertebral y los órganos internos. También le da a usted la capacidad de controlar las partes superiores e inferiores del cuerpo desde el centro, mientras protege y estabiliza la espina dorsal.

La Estabilización Central es también un conjunto de ejercicios que proporcionan los elementos básicos de la técnica de Pilates. La ejecución exacta de estos ejercicios es a la que el estudiante siempre debe regresar. El conjunto de 17 ejercicios que aquí ofrecemos trabajan los principales músculos necesarios para una buena postura, lo que a su vez tiene un efecto en el resto del cuerpo y de la mente.

La recuperación de la mayoría de las lesiones en el manejo de la mayor parte de los males musculares puede auxiliarse usando los ejercicios de la Estabilización Central. Éstos fortalecen y alargan los músculos y, en el proceso, liberan a todo el cuerpo. Este enfoque holístico de tratar las lesiones y los males músculo-esqueléticos hace de los Pilates un método y no un conjunto de ejercicios reunidos al azar.

De acuerdo con su problema individual, el instructor de Pilates evaluará a cada persona. Los músculos y las articulaciones no trabajan en forma aislada sino en sinergia. Esto se llama la armonización músculo-esquelética. Por ejemplo, si una persona va a un gimnasio de Pilates con un problema de rodilla, el instructor no sólo se fijará en cómo funciona la rodilla, sino que también evaluará el funcionamiento de los músculos y las articulaciones de toda la pierna y los músculos centrales que soportan toda la columna vertebral. La razón de esto es que, en algunos casos, el dolor de rodilla es el resultado de una disfunción en la espalda baja, y este "dolor referido" es el que viaja por los nervios. En este caso, sería incorrecto trabajar sólo la rodilla cuando el problema tiene su origen en la espalda baja.

Asimismo, después de una lesión el cuerpo se adapta y hace compensaciones, alterando su alineación y equilibrio naturales. Los ejercicios de la Estabilización Central ayudan a restaurar la alineación y la postura naturales. Finalmente, también permiten la estabilización de los músculos centrales y posturales del cuerpo, preparándolo para trabajar en las partes superiores e inferiores. En todos los ejercicios, la estabilización de la espina lumbar, o espalda baja, es fundamental. El objetivo de los ejercicios es fortalecer los músculos que sostienen esta zona, creando un abdomen firme para proteger y sostener la espalda baja. Al lograr esto, el papel desempeñado

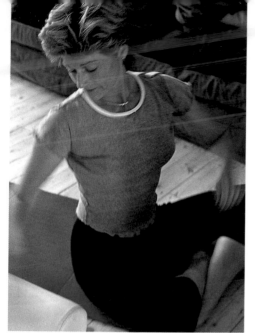

músculos del piso pélvico fuertes ayudan a resistir el tirón de la gravedad y, con ello, impedir que los órganos abdominales compriman a los de abajo. El fortalecimiento de esta zona es importante tanto para los hombres como para las mujeres, si bien éstas mujeres pueden experimentar un beneficio mayor, ya que el piso pélvico se debilita con el nacimiento de los hijos. Usted sabrá si los está usando si, al apretar los músculos pélvicos, siente que tiemblan adentro; también sentirá como si todo su cuerpo se elevara.

Ejercicios de Estabilización Central

Una parte esencial de los Pilates es la atención, o concentración, cuando uno hace ejercicio, y esto lo diferencia del ejercicio convencional. Esto puede tomarle un tiempo para lograrlo. Si usted practica meditación, tal vez estará familiarizado con la instrucción de llevar la mente a la respiración cuando su "voz interna" interrumpe su concentración. Cuando se practican los ejercicios de Pilates, especialmente al principio, usted debe poner atención en qué hace y siente, durante el ejercicio, cada parte de su cuerpo. Esto es obvio cuando usted considera que todo movimiento comienza con un mensaje que viene del cerebro. Si usted se concentra bien, pronto se dará cuenta de cuándo está tranquilo y cuándo no. Su capacidad de concentración aumentará a medida que usted se dé cuenta automáticamente de cualquier movimiento incorrecto.

por el piso pélvico es extraordinariamente importante.

En los Pilates, los ejercicios del piso pélvico tienen una función ligeramente distinta. Son decisivos en la creación de la Estabilización Central interna, que entonces da apoyo al trabajo en los músculos esqueléticos externos. El control del piso pélvico, si se respira correctamente, es el punto de partida para todos los ejercicios de este libro. Por lo tanto vale la pena tomarse el tiempo necesario para aprendérselos adecuadamente antes de seguir adelante. Mientras más se familiarice con ellos, más capacidad tendrá para concentrarse en los ejercicios siguientes.

La pared y el piso pélvicos son como un cilindro interno hecho de músculos. Grupo de músculos internos ubicado justo adentro de la cavidad pélvica, su fuerza o debilidad influye en el funcionamiento no sólo de la zona pélvica, sino también de las piernas y finalmente de la parte superior del cuerpo. Unos

También necesitará aprender cómo hacer ejercicio de una manera relajada. El término "relajación" tiene un significado muy preciso en los Pilates; significa estar sin una tensión excesiva, y no permitir que el cuerpo cuelgue flojamente. La manera de lograr esto es enfocar la mente en la parte del cuerpo que usted está por ejercitar y que se acomode para que su cuerpo esté en la posición correcta y empiece el ejercicio. Prepararse para un ejercicio, más que sólo empezarlo directamente, le permite eliminar la tensión muscular antes de comenzar, haciendo que el ejercicio sea mucho más eficaz. También será necesario que usted piense en la coordinación de sus movimientos. Como con todos los ejercicios, hay mucho en qué pensar, sobre todo si pretende seguir las instrucciones de un libro.

Una solución es grabar en un casete los pasos de cada uno de los ejercicios de la Estabilización Central. Cuanto mejor sea su práctica y cuanto más se familiarice con los ejercicios, mejor será su coordinación.

Esto puede sonar un poco difícil, pero lo logrará con la práctica. Recuerde que la mayoría de los ejercicios de Pilates debe ejecutarse lentamente y con movimientos fluidos. Estos últimos aumentarán su capacidad para controlar los músculos correctos y reducir la tensión, a medida que su cuerpo se familiariza con la secuencia de los movimientos. Si usted hace lentamente todos los ejercicios en el comienzo, será más fácil que combine los elementos de concentración, relajación y coordinación.

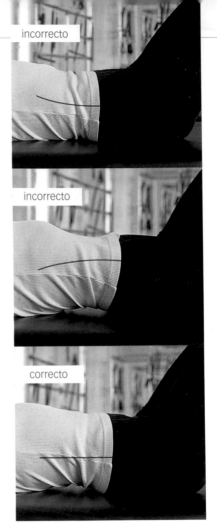

incorrecto

incorrecto

correcto

Espina neutral

Mientras practica ejercicios de Pilates, estará trabajando en lo que los instructores de Pilates llaman la "espina neutral". Esencialmente, esto significa mantener la curva natural de su espalda durante el ejercicio. Para saber si lo está haciendo, acuéstese en el suelo con sus piernas flexionadas. Si usted levanta la pelvis, perderá la curva natural de su espalda ya que queda pegada al suelo; si baja la pelvis, su espalda baja se pone demasiado curva. La posición neutral de la espina es cuando la pelvis se equilibra para que la curva de la espina baja no se pierda empujando su espalda contra el suelo, o cuando su espalda está excesivamente arqueada, dejando un hueco entre su espalda y el suelo. Necesitará algún tiempo para trabajar con esto y conseguir la posición correcta en su caso, ya que todas las personas son diferentes.

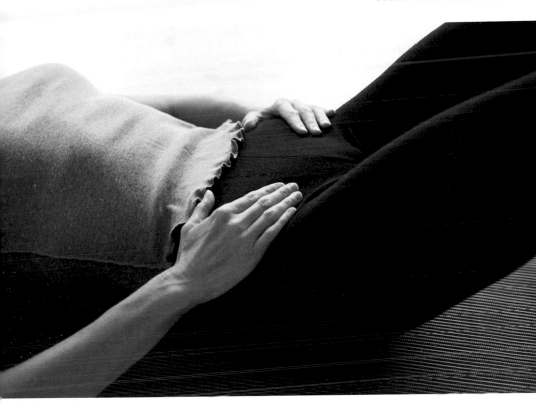

Antes de que usted empiece con los ejercicios, hay otros dos elementos fundamentales de Pilates que debe aprender y conocer: respirar correctamente y la función del perineo.

Respirar correctamente

Cuando inhalamos, introducimos oxígeno en los pulmones, y de ahí aquél entra en el torrente sanguíneo, que lo lleva a todo el cuerpo. Cualquier cosa que detenga la cantidad o calidad del oxígeno inhalado reduce la cantidad de oxígeno que entra en la sangre, y así se perjudica la salud de todas nuestras células. Si usted aumenta su suministro de oxígeno estará más tranquilo y mejorará su funcionamiento cerebral, la circulación de su sangre y su coordinación física. Ésta es la razón por la que la respiración es fundamental para los Pilates,

ya que se centra en la relajación, y en la coordinación de la mente y el cuerpo.

Hay muchos factores de la vida contemporánea que trabajan en contra de nuestra capacidad de incrementar nuestro suministro de oxígeno. Uno de estos factores principales es la contaminación ambiental. Cuando la calidad del aire es mala, también lo es la calidad del oxígeno que inhalamos. El aire deficiente también lo es en iones negativos, de los que se sabe que mejoran la salud física y mental. Otros de los factores principales son los hábitos en el estilo de vida (como fumar, estar sentado por mucho tiempo y el estrés prolongado). A pesar de que en general las personas están conscientes de que fumar daña la respiración, normalmente están menos conscientes de que la mala postura y el estrés también contribuyen a los hábitos de respirar deficientemente, lo que a su vez redunda en una mala salud general.

La respiración es una de las pocas funciones corporales que es a la vez automática y voluntaria. La mayoría de nosotros respirará millones de veces durante su vida sin detenerse a pensar en ello, y sin embargo tenemos la capacidad de controlar nuestra respiración. Si empezamos a respirar muy rápido, podemos aprender a disminuir la velocidad. La forma en que respiramos influye en nuestra salud y en nuestras emociones. La mayoría de nosotros sólo usa la parte superior de nuestros pulmones cuando respira, y generalmente hace inhalaciones breves que no le proporcionan suficiente oxígeno. También respiramos de un modo que nos hace expandir sólo nuestro pecho y subir nuestros hombros. Esta forma generalizada de respirar utiliza los músculos incorrectos. Ignora el músculo del diafragma, que, cuando se usa, expande y contrae las costillas para permitir que el oxígeno llene por completo ambos pulmones, y no sólo una parte de ellos.

Elimine el estrés respirando

Si usted se encuentra en un estado de miedo o pánico, es probable que alguien le diga que respire profundamente. El control de su respiración es una forma de controlar los síntomas del estrés. La meditación, el yoga y varias técnicas que controlan el estrés (como el *training* autógeno, al igual que los Pilates) se centran en la respiración consciente. Cuando usted se siente estresado, su cuerpo envía una oleada de adrenalina por el sistema nervioso. simpático, provocando un cambio en su respiración así como en sus latidos cardiacos. La respiración se

hace más rápida y poco profunda, y en consecuencia usted no toma suficiente oxígeno. Para compensar esto, usted respira aún más rápido para tratar de que entre más oxígeno. En algunos casos, este ciclo da como resultado la hiperventilación, que a su vez causa mareo o desmayos.

Técnicas orientales de respiración

Prácticas como el yoga o el chi kung dan mucha importancia a la técnica de respiración. En tales prácticas, el estudiante respira profundamente desde el diafragma, expandiendo el abdomen en la inhalación, gracias a lo cual se disminuye la cantidad de respiraciones. Cuando las personas empiezan con estas clases, se les pide que cuenten el número de exhalaciones que hacen en un minuto. Generalmente la cantidad oscila entre 13 y 15 en el caso de que la respiración no esté regulada. Cuando usted practica respiración profunda, esta medida caerá a 3 o 4 exhalaciones por minuto. Los expertos en chi kung y yoga pueden bajarla a una. Sin embargo, la técnica de respiración usada en los Pilates es muy diferente de las anteriores.

Técnica de respiración en Pilates

Los Pilates enseñan la respiración lateral. Éste es un tipo de respiración en el que usted evita expandir el abdomen. El propósito es usar los músculos torácicos y de la espalda para expandir la caja torácica a los lados, y hacer espacio para que los pulmones se expandan. La razón por la que no se extiende el abdomen con aire es que cuando el músculo abdominal inferior se estira, la espalda haja se queda sin soporte y, por lo tanto, des-protegida.

La respiración en los Pilates ayuda a mejorar no sólo su respiración, sino también su salud física y mental. También funciona como una parte integral de cada ejercicio. Seguir las instrucciones de respiración que se dan en cada ejercicio le permitirá obtener los máximos resultados de su práctica. Recuerde que en los Pilates se hace énfasis en el aire "que sale".

Ejercicios de respiración en Pilates

Antes de que usted empiece, practique inhalando por la nariz y exhalando por la boca. Si no está acostumbrada a hacer esto, le será más fácil intentarlo antes de seguir las instrucciones de respiración. Recuerde que cuando usted respira mientras hace un ejercicio, el movimiento debe ejecutarse cuando el aire sale. La razón es que el diafragma se levanta cuando usted exhala, ocasionando que los músculos del estómago se retraigan apretadamente y que la columna se estire. Esto crea un centro fuerte, lo que es fundamental para el proceso de Estabilización Central. Por último, no relaje los músculos de su estómago cuando meta aire mientras hace un ejercicio, ya que esto puede hacer que usted pierda la alineación postural correcta y que use los músculos equivocados.

Si tiene problemas para coordinar el ejercicio de respiración con otros elementos de los ejercicios de Pilates, por ningún motivo contenga jamás la respiración. Es mejor respirar de una manera natural que contener la respiración, que hace cierta presión en los pulmones y el corazón.

finalidad

– Coordinar su respiración con
el control de sus músculos.

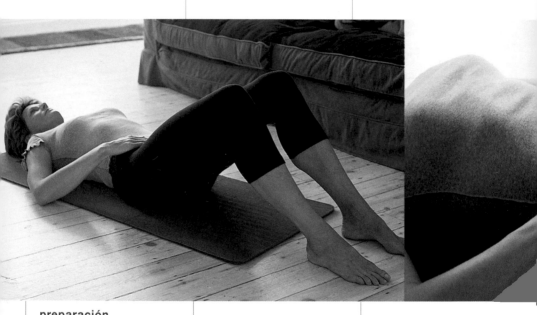

preparación

Acuéstese en su
colchoneta para hacer
ejercicio.

Mantenga sus pies separados
a la altura de sus caderas, y
sus piernas flexionadas.

Coloque las manos en su
abdomen entre los huesos
de las caderas, y que las puntas
de sus dedos se toquen entre sí.

No haga presión con sus
manos; sólo descánselas ahí.

Inhale por la nariz.

1 respiración   2   3

ponga atención en esto:

– No deje que se muevan ni la columna ni la pelvis.

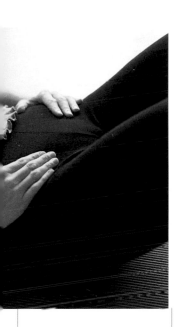

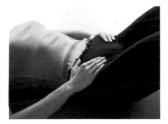

Comience en la misma
posición inicial del ejercicio
"Respiración".

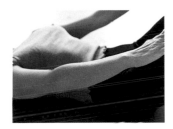

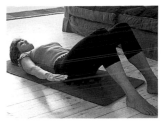

En la **exhalación**, debe sentir
que los músculos
abdominales caen dentro de
la cavidad pélvica.

Cuando suceda esto,
conscientemente apriete
aún más los músculos
abdominales contra la
espina dorsal.

Repita de 6 a 10 veces.

Levante las manos y brazos a
la altura de las rodillas y
mantenga los brazos rectos.

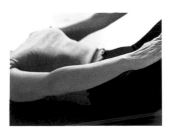

Inhale por su nariz. En la
exhalación, sienta que los
músculos abdominales se
aprietan contra la columna.

Al hacer esto, baje las manos
y brazos hacia el suelo, y
visualice que éstos tratan de
hundir una boya en el agua,
creando con esto una
sensación de resistencia.
Termine con sus manos
en el suelo.

Repita de 6 a 10 veces.

4 variación

finalidad

– Trabajar los músculos del piso pélvico cada vez más profundamente.

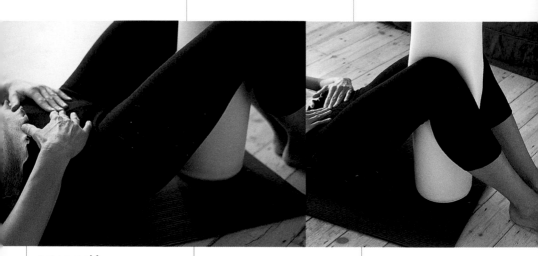

preparación

Acuéstese con los pies juntos y las piernas flexionadas.

Coloque las manos en el abdomen y ponga un cojín entre las piernas.

Haga una inhalación corta por la nariz.

Exhalando, en secuencia apriete y suba el perineo, apriete suavemente el trasero y comprima el cojín entre las piernas.

Sostenga esta posición durante **3 a 6 respiraciones**.

Si siente que 3 respiraciones son muchas, apriete en la **exhalación** y relaje en la **inhalación**.

Repita de 6 a 10 veces.

1 perineo   2   3

ponga atención en esto:

– No deje que se muevan ni la columna ni la pelvis,
porque eso hará que usted mantenga su columna en
una posición neutral.

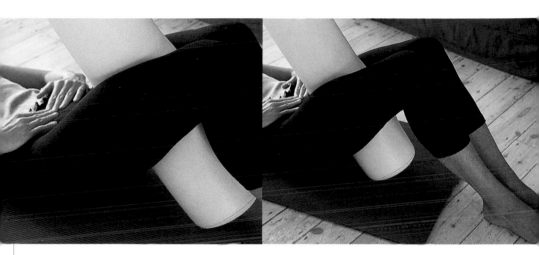

Mueva el cojín para ponerlo a la mitad de los muslos, **haga una
inhalación breve** por la nariz y luego repita los
pasos 2 y 3.

Mueva el cojín a la parte superior de los muslos, manteniéndolo
entre éstos, **haga una inhalación breve** por la nariz y luego
repita los pasos 2 y 3.

Al cambiar la posición del cojín se modifica la manera en que
usted usa los músculos del perineo. Cuando coloca el cojín
entre la parte superior de los muslos, sentirá el trabajo intenso
de los músculos abdominales más bajos.

variación

finalidad

– Fortalecer los abdominales más bajos y movilizar la espalda baja.

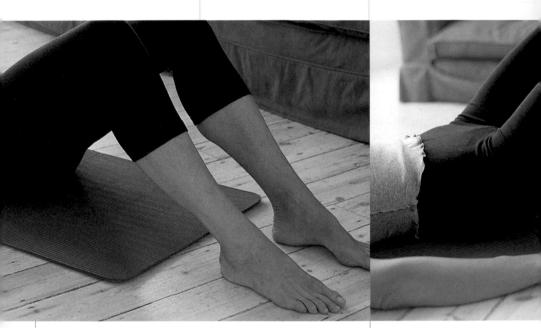

preparación

Acuéstese en el suelo con las piernas flexionadas. Sus pies y piernas deben estar separados a la altura de las caderas.

Sus brazos deben descansar a su lado, con las palmas de las manos extendidas sobre el piso.

Inhale por la nariz. Suba su perineo y apriete los músculos del vientre bajo.

Ponga un cojín entre los muslos, un poco arriba de las rodillas.

Comprima suavemente el cojín entre las piernas, aunque no tan fuerte como en el ejercicio "Perineo" (*veánse* las pp. 48-49).

1 inclinación pélvica 2

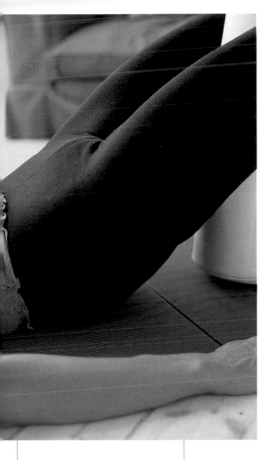

ponga atención en esto:

– La finalidad de este ejercicio es que usted use los músculos y no las articulaciones.

Exhalando, incline la pelvis hacia arriba, levantando vértebra por vértebra, hasta que la columna lumbar quede pegada al piso.

Quédese quieta, sosteniendo su perineo y sus abdominales.

Haga una inhalación breve.

Exhalando, baje lentamente la columna hasta la posición de la espina neutral, mientras sigue sosteniendo su perineo y los músculos abdominales.

Repita de 6 a 10 veces.

3   4   5

finalidad

– Fortalecer los músculos
  abdominales y tendones de la
  corva, y movilizar la columna
  torácica y lumbar.

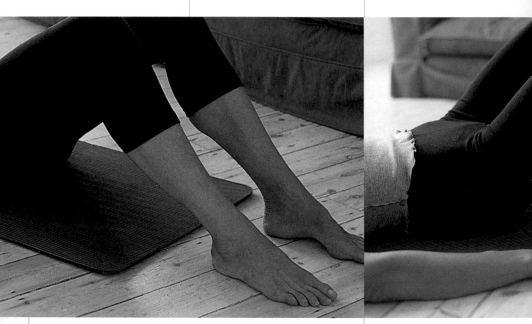

preparación

Acuéstese con las piernas flexionadas. Los pies y piernas
deben estar separados a la altura de las caderas.

Los brazos deben descansar a su lado, con las palmas de las
manos pegadas al suelo.

Inhale, suba su perineo y apriete los músculos inferiores
del estómago.

Coloque un cojín entre los
muslos, justo arriba de
las rodillas.

Apriete suavemente el
cojín entre las piernas.

1levantamiento pélvico   2

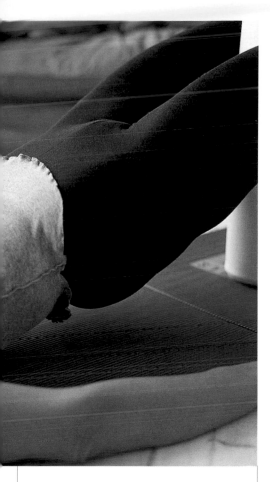

ponga atención en esto:

- No ponga curva la columna lumbar; tampoco deje que las piernas se separen ni un poco: piense en alargar las curvas.
- Cuando levante y baje la espina, siempre trate de despegar la espina de la colchoneta: imagínese como si quitara lentamente un emplasto.
- Haga que su hueso caudal sea el último en tocar la colchoneta. No deje que la toque antes de que lo haga el resto de su columna.
- Mantenga trabajando su perineo y los músculos del estómago; no los suelte hasta que haya terminado las repeticiones del ejercicio.

Exhalando, suba la pelvis hasta tenerla inclinada, despegando del suelo una vértebra a la vez.

Ahora estará usted descansando sobre las vértebras torácicas, justo debajo de los omóplatos.

Mientras mantiene esta posición, **inhale** nuevamente.

Exhalando, baje su espina suavemente de regreso al piso, teniendo cuidado de bajar una vértebra a la vez.

Repita de 6 a 10 veces.

3

4

finalidad

– Alargar y fortalecer los músculos oblicuos internos y externos.

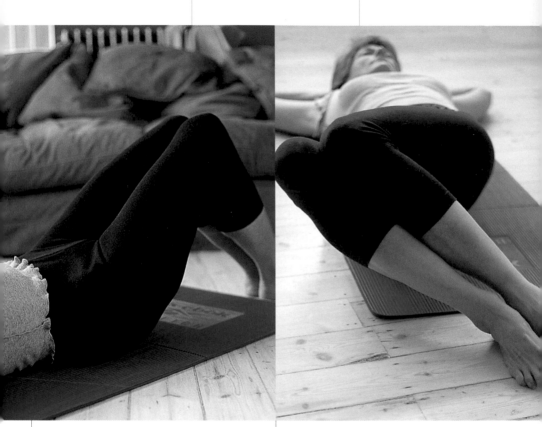

preparación

Acuéstese con las rodillas y pies juntos y las rodillas arriba.

Coloque las manos detrás de la cabeza con los codos apuntando hacia los lados.

Inhale. Levante su perineo y contenga los músculos del estómago.

Exhalando, mueva las piernas a un lado, a mitad de camino entre la posición inicial y el suelo.

Una vez ahí, sostenga la posición e **inhale**.

Exhale y vuelva a poner las piernas en el centro.

1 pequeño giro de cadera 2

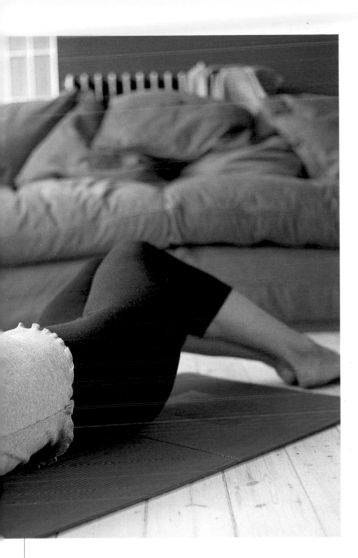

Repita el movimiento al otro lado.

Repita de 3 a 6 veces por cada lado.

ponga atención en esto:

– Lo anterior ejercita los músculos de su estómago, así que recuerde apretar sus abdominales oblicuos cuando exhale.
– No trate de llevar las piernas más allá de lo indicado.

3

giro de cadera
con pies separados

finalidad

– Fortalecer los músculos
abdominales y estirar los flexores
de la cadera y la espalda baja.

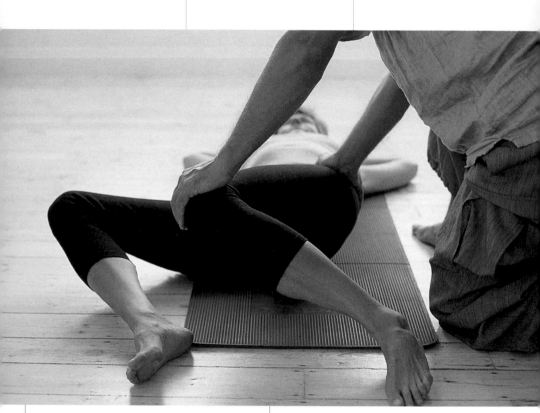

preparación

Acuéstese con las piernas y pies ligeramente
más separados que a la altura de las
caderas, manteniéndolos paralelos.

Coloque las manos debajo de la cabeza con
los codos apuntando a los lados.

inhale, levante el perineo y apriete los
músculos inferiores del estómago.

Exhalando, lleve sus piernas a un lado.
Las plantas de los pies se levantarán del
suelo cuando haga esto. Empuje
suavemente lo más que pueda hacia ese
lado sin levantar la espalda de la
colchoneta.

Mantenga la posición e **inhale**.

1 giro de cadera con pies separados 2

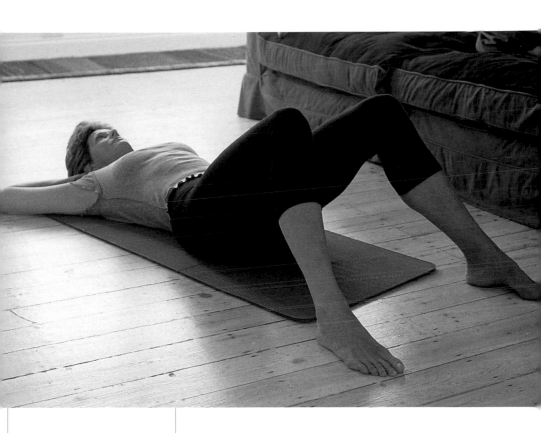

Exhalando, regrese las piernas al centro, usando los músculos abdominales para hacerlo.

Repita el movimiento al otro lado.

Repita de 3 a 6 veces cada lado.

ponga atención en esto:

– Imagine un cordón atado a su ombligo, jalando su espina hacia el suelo, o una mano en su cadera, empujándola hacia abajo.

3

4

finalidad

– Fortalecer el músculo interior y
  profundo de la cintura (el
  cuadrado lumbar) y los
  abdominales transverso y oblicuo.

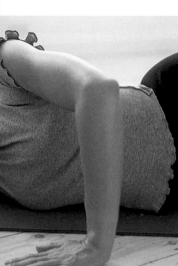

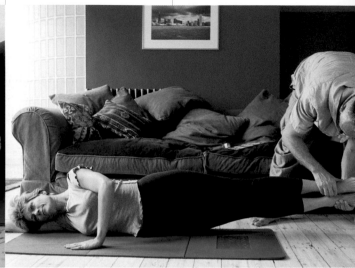

preparación

Acuéstese de lado, revisando que su cuerpo esté en línea
recta. Su oreja, la mitad de su hombro y su cadera y tobillo
deben estar alineados. Verifique que los pies apunten hacia
abajo, no flexionados hacia el frente.

El brazo del lado sobre el que se ha acostado debe estar
estirado por debajo de su cabeza, con la palma vuelta hacia
arriba. Descanse la cabeza en el brazo. Coloque el otro brazo
enfrente de usted, con la palma de la mano sobre el suelo.

Una vez en posición, vea que los hombros y el cuello estén
relajados. Estire sus piernas, alargando la cintura.

Levante el perineo y contenga los músculos del estómago
hacia la columna.

Ahora **inhale**.

Exhalando, levante ambas
piernas como a 10 cm del
suelo.

Al hacer esto, imagine que
sus tobillos están amarrados.

1levantamiento doble con la cintura 2

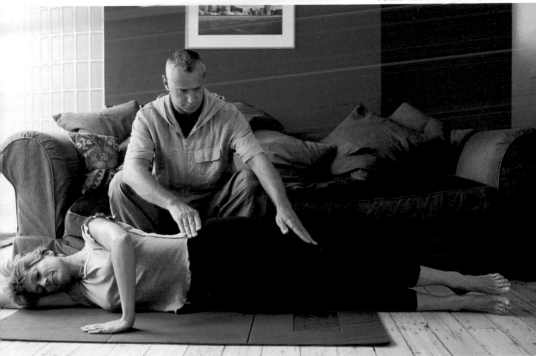

Inhale y baje lentamente las piernas al piso.

Repita de 6 a 10 veces cada lado.

ponga atención en esto:

– Tenga cuidado con no poner curva la espalda baja y con no torcer la pelvis o los hombros.
– No deje de alargar la cintura.
– No suelte el perineo.

3

finalidad

– Fortalecer el latísimo del dorso,
el cuadrado lumbar y los
abdominales transverso y oblicuo.

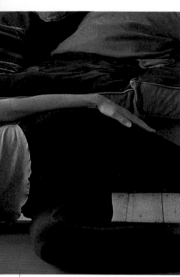
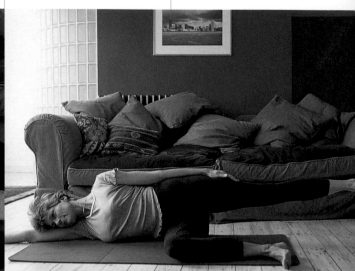

preparación

Empiece en la misma posición de inicio que en el
"Levantamiento doble con la cintura" (*véase* la p. 58), pero en
vez de que el brazo de arriba quede enfrente de su cuerpo,
déjelo descansar a su lado, poniendo la mano en el muslo.

Doble frente a usted la pierna que quedó abajo y flexione
el pie.

Una vez en posición, baje el hombro hacia la cadera
y estire los dedos hacia la rodilla.

Alargue su cintura empujando el talón ligeramente hacia abajo.

Inhale, subiendo su perineo, conteniendo los músculos
inferiores del estómago y apretando su cintura y trasero.

Exhalando, levante la
pierna de arriba a la altura
de la cadera.

Cuando haga esto, trate de
alcanzar su rodilla con los
dedos sin separarla de la
pierna.

1 levantamiento sencillo con la cintura 2

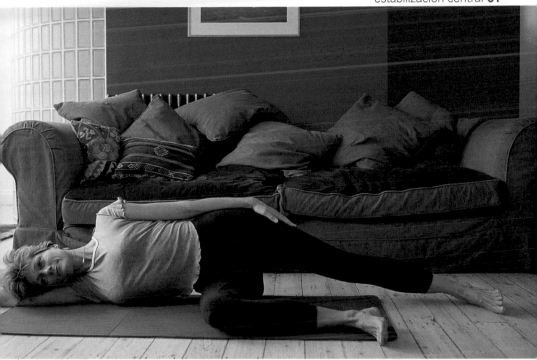

Inhale y baje la pierna, subiendo el perineo y conteniendo los músculos del estómago mientras lo hace.

Repita de 6 a 10 veces de cada lado.

ponga atención en esto:

– No ponga curva su espalda baja ni pierda la alineación.

3

finalidad

– Movilizar la espina torácica
  y alargar los músculos
  abdominales.

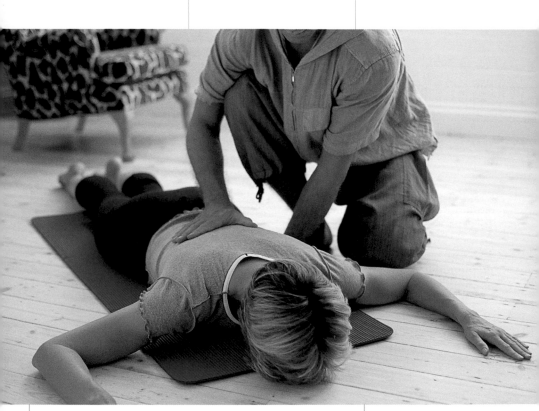

preparación

Acuéstese bocabajo. Puede descansar la frente sobre una
toalla doblada si así lo desea.

Coloque las manos más arriba de la cabeza, con las palmas
hacia abajo y las puntas de los dedos hacia arriba.

Asegúrese de que los codos estén extendidos a los lados
a la altura de los hombros.

Inhale, suba su perineo
y contenga los músculos
del estómago.

1 la cobra   2

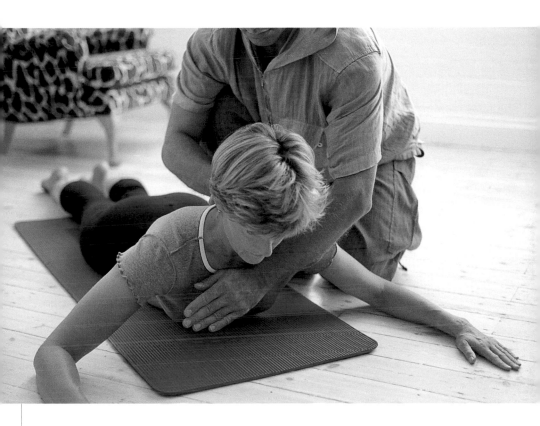

En la siguiente **exhalación**, baje de
nuevo su pecho, vértebra por vértebra,
asegurándose de que no junte y
comprima los omóplatos.

Repita de 6 a 10 veces.

ponga atención en esto:

– Revise que los codos permanezcan en el piso.
– No levante las costillas inferiores del suelo ni
  tampoco comprima la parte baja de la columna
  o el cuello,
– Alargue la columna todo el tiempo.

3

finalidad

– Fortalecer los músculos
  de la espalda baja.

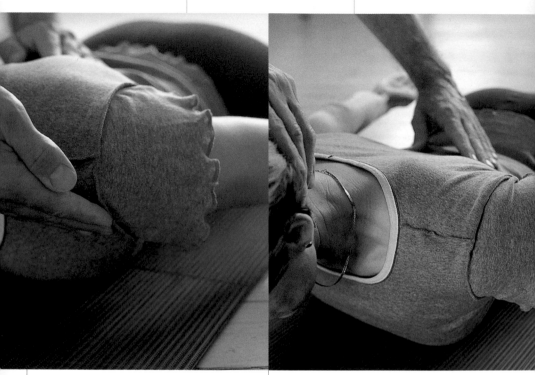

preparación

Empiece en la misma posición con que comenzó "La cobra" (*véase* la p. 62), pero coloque sus brazos extendidos en el suelo con las palmas de las manos vueltas hacia arriba.

Asegúrese de que los hombros estén rectangulares y de que no toquen la colchoneta.

Inhale, suba su perineo, contenga los músculos del estómago y apriete el trasero.

Exhalando y con el cuello siempre recto, levante los hombros y tire de los latísimos del dorso hacia las caderas. Levante luego esternón y manos del piso.

Verifique que las manos estén en el mismo nivel que la parte más alta de su trasero y que la cabeza esté levantada a unos 10 cm del suelo. Debe estar apoyada en las costillas, el hueso púbico y los huesos de la cadera, y los músculos abdominales deben estar elevados.

1 extensión de la espalda 2

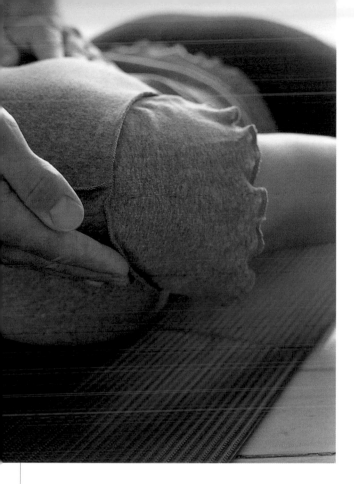

Inhale al rcgresar al piso, llevando los hombros
a su posición original.

Repita de 6 a 10 veces.

ponga atención en esto:
– No saque los músculos abdominales y no se
  levante muy alto.
– No ponga curvo el cuello.
– No levante las piernas

3

finalidad

– Fortalecer el tríceps.

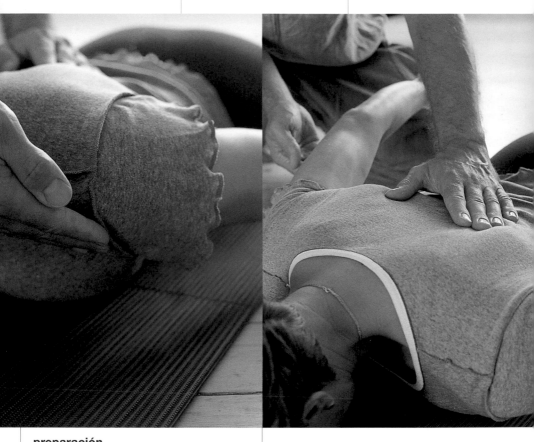

preparación

Empiece con la misma posición inicial que la de "Extensión de la Espalda" (*véase* la p. 64).

Inhale, levante su perineo, contenga los músculos del estómago y apriete el trasero.

Exhalando, tire de los latísimos del dorso hacia las caderas, como antes.

Levante los brazos, usando el tríceps en la parte trasera del brazo, hasta que estén ligeramente más altos que los hombros.

Mantenga la posición e **inhale**.

1 levantamiento de brazos 2

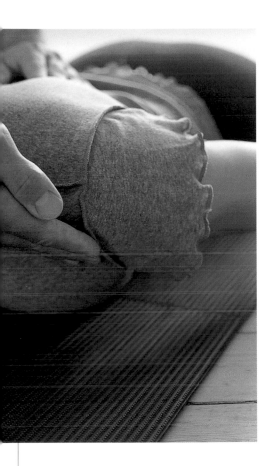

Exhalando, ponga brazos y hombros de nuevo en la colchoneta, y mantenga el tríceps trabajando.

Repita de 6 a 10 veces.

ponga atención en esto:
– No saque los abdominales.
– No apriete los omóplatos uno contra otro.
– Mantenga la frente pegada al suelo.

3

finalidad

– Estirar la espalda baja.

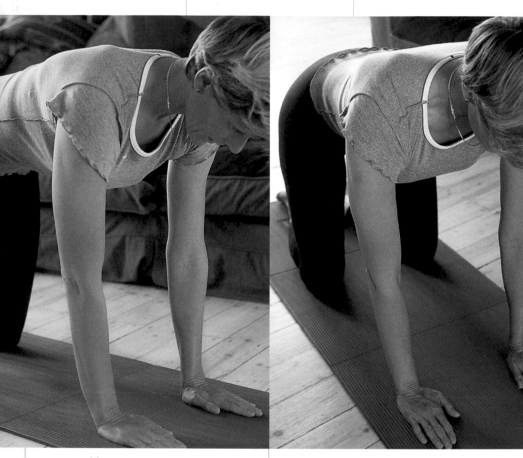

preparación

Inicie el descanso poniéndose sobre manos y rodillas y revisando que las rodillas estén separadas a la altura de las caderas.

Inhale, suba su perineo y contenga los músculos del estómago.

Exhalando, eche el trasero hacia atrás lo más lejos que pueda y le sea cómodo, bajando el pecho hasta las piernas.

Revise que los brazos estén rectos y que usted esté echando el trasero hacia atrás en línea recta.

1 posición de descanso 2

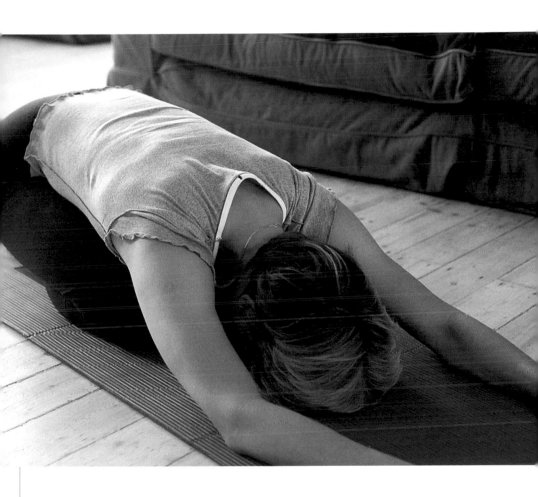

Descanse en esta posición durante **5 respiraciones**.

3

ponga atención en esto:
– Si tiene algún problema en las rodillas, no haga este ejercicio.

finalidad

– Aumentar la articulación de
  la columna.

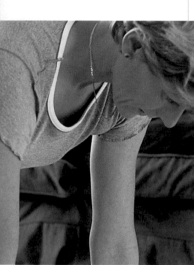 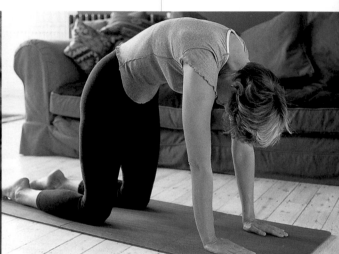

preparación

Empiece otra vez apoyándose en manos y rodillas, revisando
que las manos estén debajo de los hombros y que las caderas
estén en línea recta y arriba de las rodillas.

Cerciórese de que la espalda esté recta y no inclinada hacia
arriba o hacia abajo.

Verifique que la cabeza y cuello estén alineados con la
espalda, paralelos al suelo.

Inhale, sintiendo cómo entra el aire entre los omóplatos.

Levante su perineo y contenga los músculos del estómago.

Exhalando, curve el hueso
caudal hacia abajo, presione
hacia la base de las manos
y levante el esternón,
doblando la barbilla y luego
la cabeza hacia abajo.

Ahora la espalda debe estar
redonda. Mantenga esta
posición e **inhale**.

el 1 gato   2

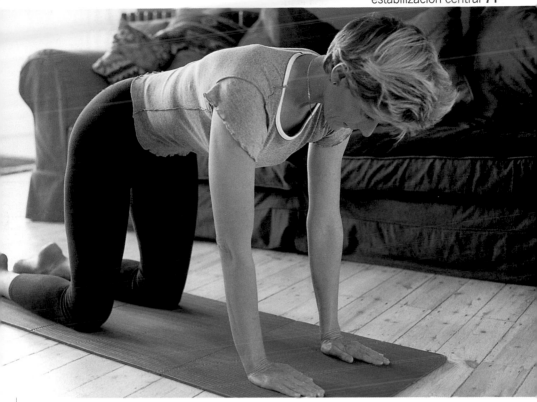

Exhale y baje a la posición inicial invirtiendo
la secuencia, llevando la cabeza de nuevo a su
posición paralela al piso, después la barbilla
y luego el hueso caudal.

Repita de 3 a 6 veces.

ponga atención en esto:

– No suelte los músculos abdominales.
– Concéntrese en alargar la curva.

3

finalidad

– Estirar el músculo erector de la espina dorsal.

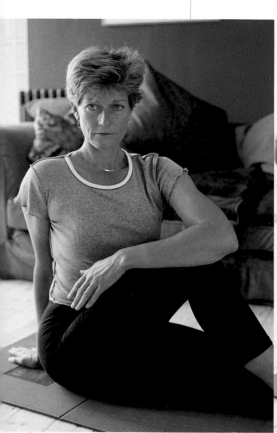
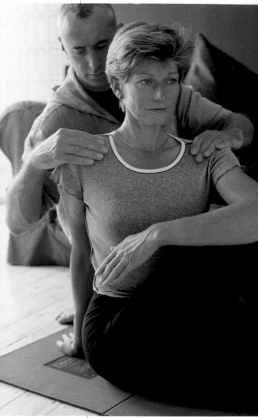

preparación

Comience sentándose en la colchoneta con las piernas frente a usted. Levante la pierna derecha, flexionándola, y ponga su mano derecha detrás de la espalda. Deje descansar el codo izquierdo en su pierna derecha.

Inhale, subiendo el piso pélvico, conteniendo los músculos del estómago y apretando los del trasero, mientras estira y alarga la espina tratando de apartar una vértebra de otra.

Exhalando, rote la cintura hacia la pierna levantada.

Inhale y alargue la espina.

Exhale y rote un poco más.

1 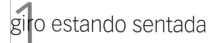 giro estando sentada 2

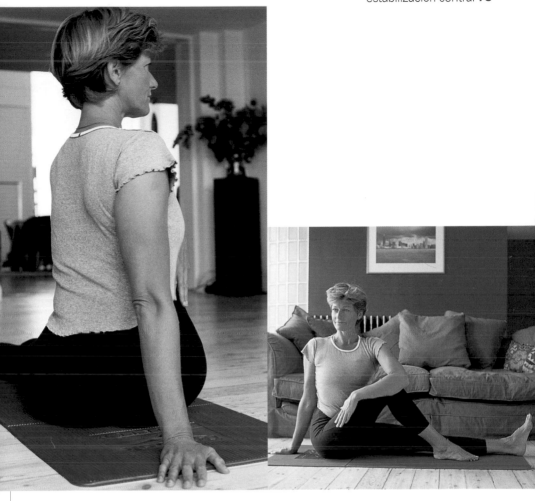

Inhale conforme gira de vuelta
hacia la posición inicial.

Repita 3 veces de cada lado.

ponga atención en esto:

– Mantenga la barbilla alineada con el esternón.
– Conserve recto el brazo de soporte.
– No se caiga en la espalda baja.

3

finalidad

– Fortalecer los músculos transverso y recto del abdomen.

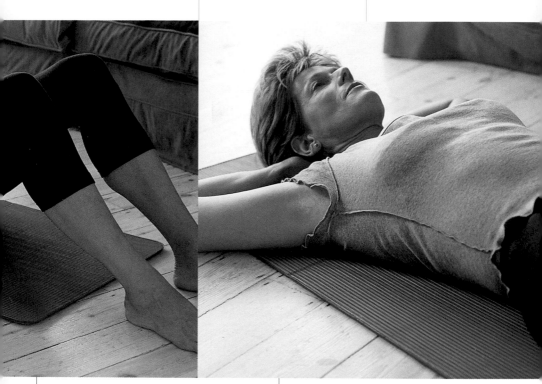

preparación

Acuéstese en el piso con las piernas dobladas. Los pies y las rodillas deben estar separados a la altura de las caderas.

Coloque las manos detrás de la cabeza con los codos a los lados y apuntando hacia afuera.

Inhale, suba el perineo, contenga los músculos del estómago y apriete los del trasero.

Mientras **exhala**, imagine que una cuerda la impulsa hacia arriba desde el centro del pecho.

1 levantamiento abdominal 2

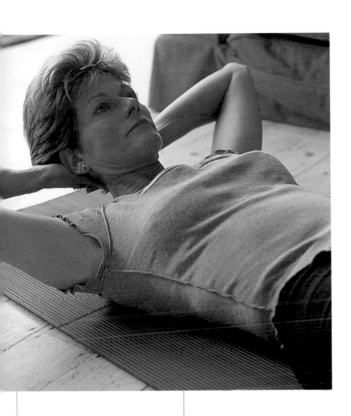

Levante la cabeza de la colchoneta. Sus hombros se levantarán un poco, pero la base de los omóplatos debe seguir tocando la colchoneta.

Inhale cuando baje y mantenga trabajando los músculos del estómago.

Repita de 6 a 10 veces.

ponga atención en esto:

- No mueva la pelvis; tampoco aplane la columna.
- Cuando levante la cabeza, el cuello no debe flexionarse hacia adelante.
- Sostenga el peso de la cabeza con las manos.

3

4

finalidad

– Fortalecer los músculos oblicuos internos y externos.

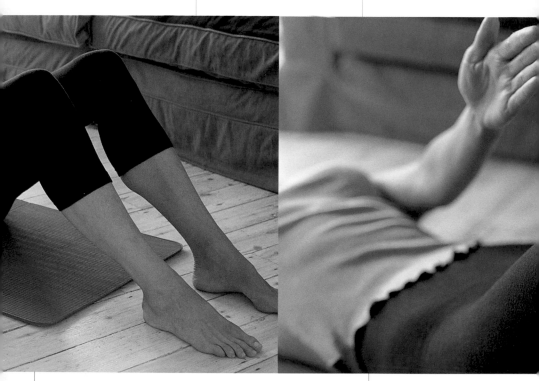

preparación

Acuéstese boca arriba con las piernas flexionadas. Coloque un cojín entre las piernas.

Ponga una mano detrás de la cabeza y cruce el otro brazo por encima del cuerpo, estirándolo hacia el muslo opuesto.

Inhale, levante el piso pélvico y contenga los músculos del estómago.

Exhalando, imagine que una cuerda impulsa de su esternón hacia adelante y que al mismo tiempo rota su cuerpo a un lado.

Si empieza poniendo su mano derecha detrás de la cabeza y su mano izquierda en la pierna derecha, rote hacia el lado derecho.

1 giro abdominal

2

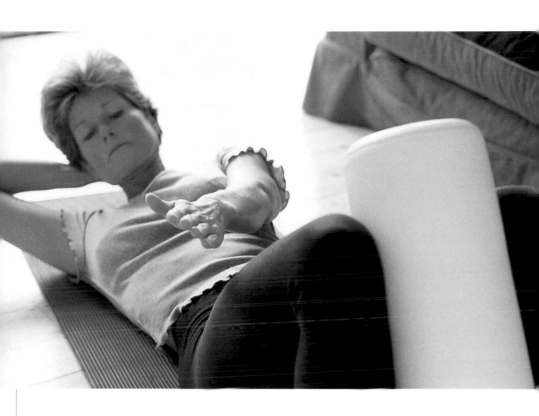

Inhale y regrese a la posición inicial. Conserve trabajando los músculos del estómago.

Repita de 3 a 6 veces cada lado.

ponga atención en esto:
– No doble el cuello.
– No deje que las piernas se separen, recuerde que debe apretar ligeramente el cojín.
– No deje que las caderas se levanten del suelo.
– Mantenga el cuello relajado.

3

finalidad

- Fortalecer los músculos transverso y recto del abdomen.

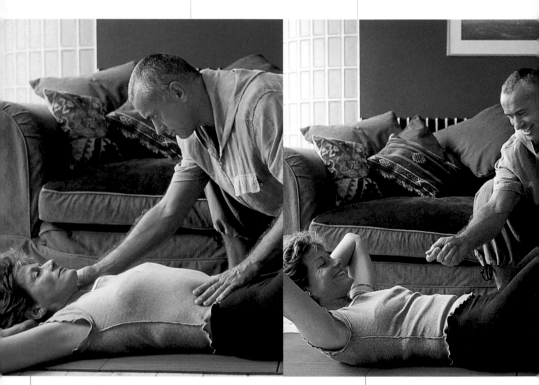

preparación

Empiece en la misma posición que en el ejercicio "Levantamiento abdominal" (*véase* la p. 74), pero mantenga las piernas y los pies juntos y ponga ambas manos debajo de la cabeza. No necesita el cojín para este ejercicio.

Inhale, levante el perineo y contenga los músculos del estómago.

Exhale y levante el esternón como antes.

1 abdominal con piernas   2

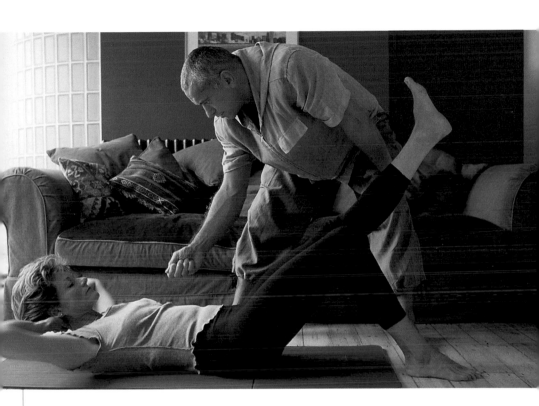

Al mismo tiempo, levante una pierna desde la rodilla.

Inhale y regrese cabeza y pierna a la posición inicial. Repita este movimiento usando la otra pierna.

Repita de 3 a 6 veces por cada lado.

ponga atención en esto:

– No deje que se le mueva la pelvis.
– No aplane la espalda baja.
– No doble el cuello.
– Mantenga el cuello relajado.

3

Para muchas personas, la parte superior del cuerpo, incluyendo el pecho, la espalda, el cuello y los hombros, es la zona donde sienten con más agudeza, y donde son más visibles, los efectos de una mala postura.

En términos generales, la gente tiende a cerrar la parte superior del cuerpo y tiene apretados los músculos del pecho. Esto influye en la postura y hace que los hombros se hagan redondos, causando problemas en la espalda alta. En muchos casos, nuestra postura al sentarnos intensifica este problema. La mayoría de las veces nos dejamos caer en una silla o nos sentamos encorvados en un escritorio, dejando que los hombros cuelguen hacia el frente y que nuestra columna se haga redonda. En estas posiciones la cabeza se mantiene con dificultad y ejerce tensión en los músculos del cuello, lo que a su vez provoca dolores de cabeza y rigidez.

Los ejercicios siguientes invierten este proceso, abriendo el pecho y alargando los músculos de los hombros. Esto brinda a la cabeza un soporte fuerte y vertical.

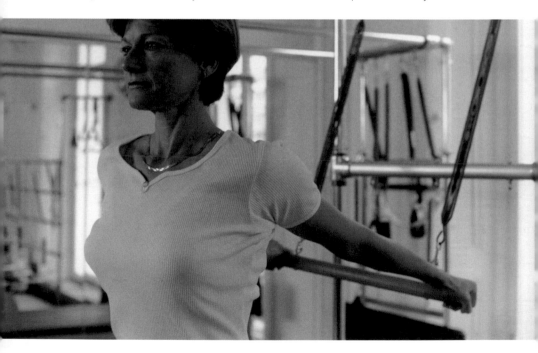

6 la parte superior del cuerpo

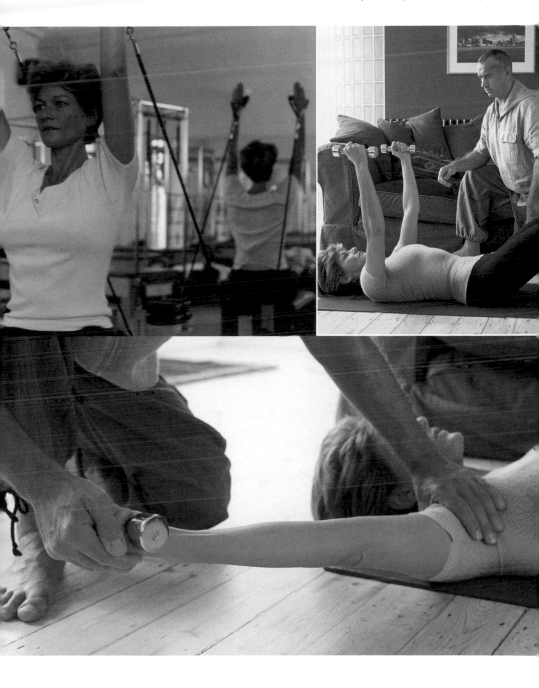

Trabajo con la parte superior del cuerpo

Sin la creación de un centro fuerte, como se ha subrayado en los ejercicios de Estabilización Central de Pilates, la parte superior del cuerpo tiene la tendencia a echarse hacia adelante, jalado por la gravedad y sin el sostén de cimientos fuertes. Para combatir esto, fortalecemos y alargamos los músculos de esta zona para mantenernos derechos. No es sorprendente que la parte superior del cuerpo sea el lugar donde guardemos mucha de nuestra tensión. Lo que necesitamos aquí es eliminar la tensión, abrir y estirar la parte superior del cuerpo y tonificar y fortalecer los músculos para que éstos nos sostengan con facilidad.

Es importante abrir el pecho, porque necesitamos respirar adecuadamente. La cavidad del pecho aloja a los pulmones y el corazón, y sin un espacio adecuado, ninguno de ellos puede funcionar a su máxima capacidad. Las personas con problemas respiratorios (como bronquitis y asma), serán con frecuencia las que estén más cerradas del pecho, ya que males como éstos tienden a crear una postura que busca compensar las dificultades respiratorias. El esfuerzo necesario para tratar de respirar con vías respiratorias bloqueadas crea una tensión enorme en la espalda alta y tirantez en el pecho, lo que a su vez encoge y estrecha los músculos. Pero incluso la gente sin problemas para respirar puede tener la tendencia a contraer los músculos del pecho debido a una mala postura.

Los ejercicios de Pilates de esta sección se dirigen específicamente al pecho y el cinturón escapular*, y abren la parte frontal del pecho y, en consecuencia, eliminan tensión de la espalda alta y los hombros. En ellos se usan pesas. Usted puede hacer los ejercicios sin pesas, pero la ventaja de éstas es que agregan mayor resistencia y alargan más el músculo que si el ejercicio se hiciera sin ellas. Es necesario destacar que las personas con osteoporosis deben hacer los ejercicios sin usar pesas.

El tipo de pesas que se usan en Pilates no darán como resultado músculos abultados, ya que las pesas son excesivamente ligeras y la cantidad de repeticiones de cada ejercicio es muy baja. En vez de eso, contribuirán a hacer sus músculos más definidos, sobre todo en los brazos, una zona que, con la edad, tiende a perder tonicidad, independientemente del peso corporal.

Las articulaciones de los hombros tienen una propensión especial a lesionarse, ya que gracias a ellas se logra una amplia gama de movimientos. (Es por esta razón que usted jamás debe levantar a un niño del brazo.) Debido en parte a que la articulación está suelta para permitir el movimiento libre en varias direcciones, hay una colocación complicada de tendones y músculos que conservan la articulación del hombro en su lugar. Cuando somos jóvenes, la articulación se mantiene bien lubricada y los músculos y tendones de alrededor son móviles

*Articulaciones entre escápulas (homóplatos) y clavículas. [N. del T.]

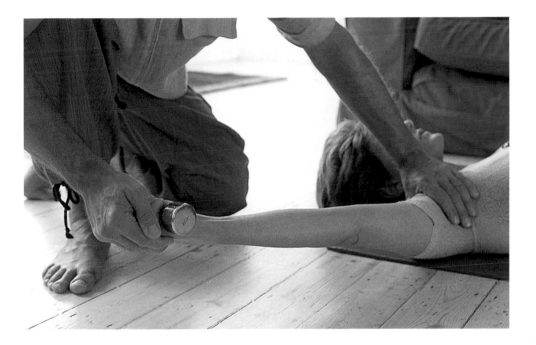

porque usamos nuestros brazos y hombros constantemente. A menos que practiquemos algún deporte o tengamos un trabajo que exija el uso continuo de hombros y brazos, tendemos a limitar su uso conforme nos hacemos mayores. Asimismo, las lesiones en las manos o el antebrazo, así como dolencias como la artritis reumatoide, pueden llevarnos a usar menos los brazos. Todas estas situaciones pueden tener como probable resultado articulaciones tiesas y músculos débiles. **Uno de los objetivos de los ejercicios de Pilates es fortalecer los músculos que rodean las articulaciones sin hacer tensión en las articulaciones mismas.**

Si bien el cuello es un elemento importante de la parte superior del cuerpo, y también es muy delicado, no se incluye en esta sección. El cuello es especialmente propenso a almacenar tensión, y también tiene que luchar por mantener la cabeza levantada. Una de las razones por la que es tan fácil que se dañe es porque el peso de la cabeza, que es de unos 5 kg, constantemente comprime la espina cervical, que empieza en la base del cráneo. Debido a esto, es necesario estirar y fortalecer regularmente los huesos del cuello; los ejercicios para hacer esto se desarrollan en la sección "Estiramientos del cuello" (*véase* la p. 124).

finalidad

– Abrir el pecho y los hombros y tonificar los músculos del pecho.

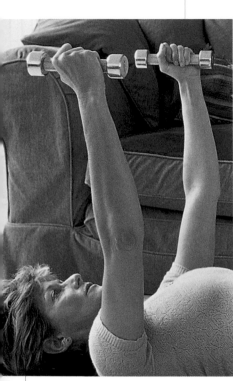

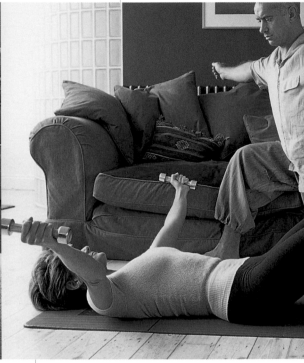

preparación

Acuéstese con las piernas flexionadas, sosteniendo una pesa de 500 g a 1 kg en cada mano; las palmas deben estar frente a frente. Suba los brazos y manténgalos rectos sin trabar los codos.

Inhale, suba el perineo y contenga los músculos del estómago.

Exhalando, baje los brazos muy lentamente hacia los lados.

Mantenga esa posición y haga una inhalación breve.

1 apertura del pecho 2

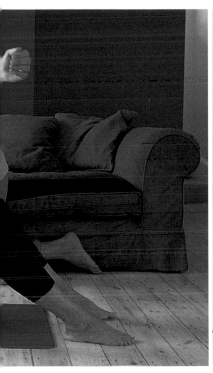

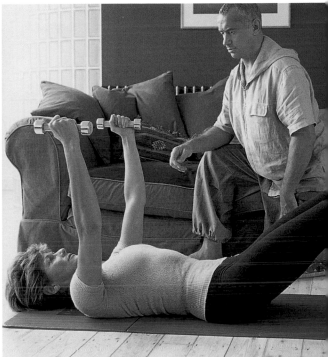

Al **exhalar** otra vez, suba de nuevo los brazos lentamente, usando los músculos del pecho para hacer el movimiento.

Repita de 6 a 10 veces.

ponga atención en esto:
- No suelte el perineo.
- No deje que se ponga curva la espalda baja.

3

finalidad

– Estirar los hombros y fortalecer los latísimos del dorso.

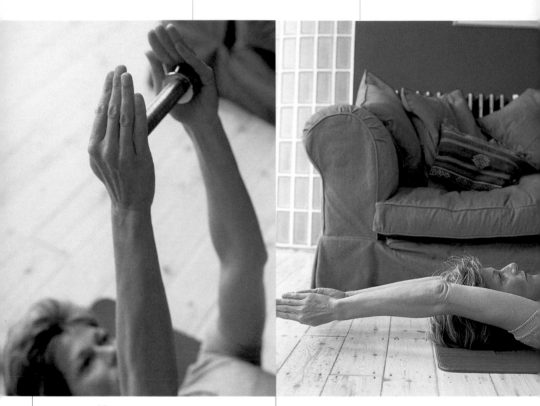

preparación

Acuéstese con las piernas flexionadas y los brazos levantados, sosteniendo una pesa entre las manos.

Inhale, suba el perineo y contenga los músculos del estómago.

Exhalando, baje hacia atrás ambos brazos, pasándolos por encima de la cabeza.

Mantenga la posición en **inhale**.

1 brazos encima de la cabeza 2

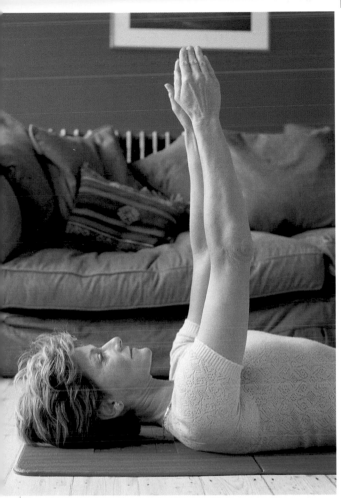

Exhalando, tire los músculos que corren a los lados y abajo del tronco hacia la cintura cuando vuelva a subir los brazos.

Repita de 6 a 10 veces.

ponga atención en esto:

– Revise que los hombros, la caja torácica y la espalda no se levanten de la colchoneta cuando usted lleve los brazos encima de la cabeza. Deben permanecer estables.

3

finalidad

– Movilizar los hombros.

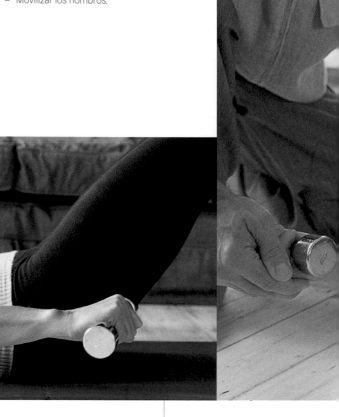

preparación

Empiece en la misma posición inicial que en "Apertura del pecho" (*véanse* las pp. 84-85), con piernas flexionadas y brazos levantados y una pesa en cada mano; pero esta vez rote las manos para que las palmas vean hacia el frente.

Suba el perineo y contenga los músculos del estómago.

Inhale y baje los brazos al lado de las caderas.

Haga una rotación con las manos de modo que las palmas queden hacia arriba.

Exhalando, haga un círculo con ambos brazos a los lados horizontalmente, y súbalos encima de la cabeza, alineados con los hombros.

1 círculos con los brazos 2   3

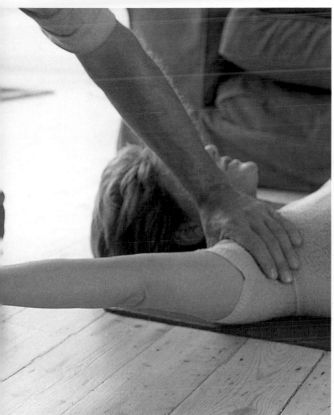

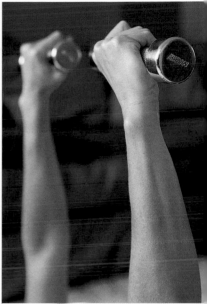

Inhalando, suba los brazos y bájelos hasta las caderas.

Repita de 6 a 10 veces, y luego haga el ejercicio en dirección opuesta.

ponga atención en esto:

– Que los codos no estén
  trabados: manténgalos
  ligeramente redondeados
  y suaves todo el tiempo.

4

finalidad

– fortalecer y alargar los
músculos romboides.

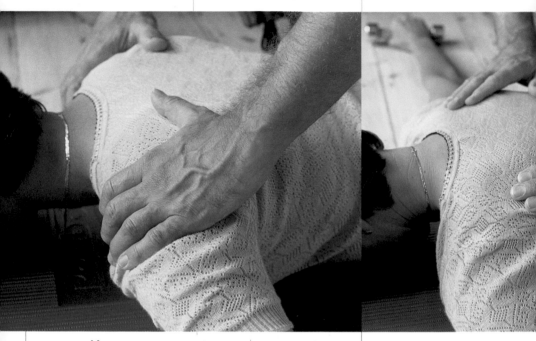

preparación

Empiece con la cara viendo la colchoneta, los brazos extendidos
a los lados y las manos (que sostienen las pesas) ligeramente por
debajo del nivel de los hombros.

Inhale, suba el perineo y contenga los músculos del
estómago.

Exhale y alargue los
brazos a los lados.

1 fortalecimiento de la espalda alta 2

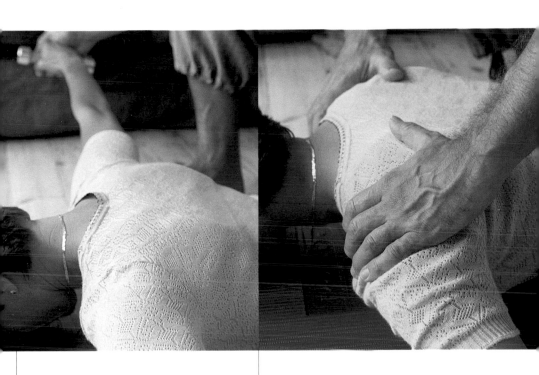

Levante las manos y los brazos a unos 10 cm del suelo.

Inhale y baje lentamente los brazos al suelo.

Repita de 6 a 10 veces.

ponga atención en esto:
- No comprima los omóplatos.
- Al igual que con todos los ejercicios de la parte superior del cuerpo, mantenga el cuello y los hombros relajados.

3

4

Las piernas, y en especial los pies, son nuestro soporte así como nuestra conexión con la Tierra. En las filosofías del Oriente, la energía de la Tierra, esencial para la vitalidad, entra por ciertos puntos situados en las plantas de los pies. La falta de movilidad de los pies puede bloquear el flujo de energía y, de este modo, perjudicar nuestra salud. En un nivel más físico, la tensión en los pies y los tobillos obstaculiza el movimiento (como caminar) y, finalmente, altera la alineación de todo el cuerpo. Por ejemplo, un problema en el tobillo puede provocar dolor de espalda si, cuando compensamos el malestar físico, forzamos a nuestro cuerpo a adoptar posiciones inadecuadas. De esta manera, el malestar se traslada a través de las piernas y llega a la espina.

Nuestras piernas son el origen de nuestra libertad e independencia físicas. Nos ofrecen ciertas elecciones: escapar del peligro o caminar hacia nuestros amigos. Cuando nuestros miembros inferiores no trabajan apropiadamente, nuestra movilidad, y muchas veces nuestras elecciones, se vuelven limitadas. Pero si hacemos ejercicio regularmente, nuestras piernas nos sostendrán.

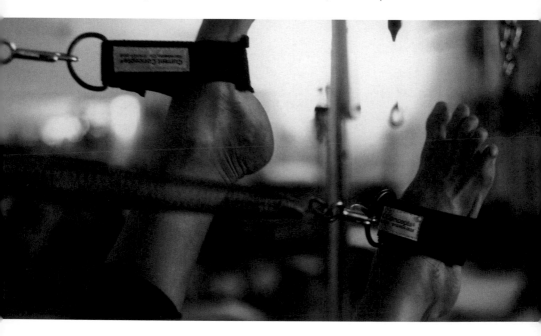

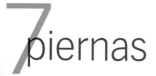

7 piernas

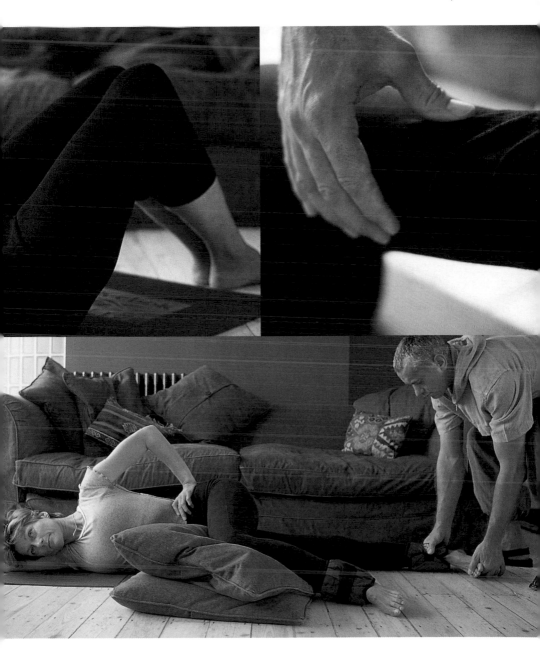

Piernas y pies: nuestro sostén

Las razones más importantes para ejercitar los miembros inferiores son:

– **fortalecer y alargar los músculos**
– **preservar o aumentar la movilidad de las articulaciones**
– **incrementar la circulación**

Aquí incluimos la circulación porque el flujo hacia arriba de la sangre en las piernas de camino al corazón es una de las hazañas que más se le dificultan a nuestro cuerpo, ya que la sangre se mueve en contra de la fuerza de gravedad. La suave acción de los músculos y las articulaciones de la pierna es la que ayuda a la sangre a fluir hacia arriba; pero si las piernas se utilizan menos de lo debido, la sangre tiende a estancarse en las venas, creando pequeñas bolsas y endureciendo la vena. Como resultado, aparecen las venas varicosas, que pueden ocasionar molestias. Algunas personas están genéticamente predispuestas a tal padecimiento, mientras que otras, como los peluqueros y dentistas, pueden tener padecimientos debidos a las condiciones en que trabajan. Las venas varicosas están relacionadas también con el embarazo. Existen formas muy sencillas de contrarrestar los efectos de estar constantemente de pie. El uso sistemático de zapatos que le permitan flexionar los dedos de los pies ayudará a la circulación, ya que son los músculos de los pies y los de la parte trasera inferior de la pierna los que principalmente empujan la sangre hacia arriba. Esto también evitará el dolor de piernas.

Otra medida preventiva es sentarse durante los tiempos de descanso con los pies levantados a la altura de las caderas, o incluso más alto si es posible, ya que esto ayudará a que la sangre fluya.

Entre los ejercicios que aquí presentamos para la parte inferior del cuerpo se encuentran los que se centran en los músculos glúteos, esto es, los del trasero. Los terapeutas masajistas le dirán que mucha gente guarda mucha tensión en este músculo, y es por eso que, durante un masaje, los masajistas tienen que trabajar mucho para eliminar esa tensión. Los músculos glúteos desempeñan una función importante en el sostenimiento de la parte superior del cuerpo y en ayudarnos a mantenernos erguidos. Igualmente, como nos sentamos tanto, los músculos glúteos no se usan con tanta frecuencia como debieran. Ejercitar estos músculos los levanta y afirma, con lo que se mejorará la forma del trasero y la postura al mismo tiempo.

Tenemos la tendencia a usar más los cuádriceps, y es en estos músculos de la parte frontal del muslo donde se centra el ejercicio convencional cuando se trabajan las piernas. No obstante, los cuádriceps no son músculos posturales y no sostienen la pelvis, sino que son los músculos de la parte interior del muslo y de los tendones de la corva (que se sostienen de la articulación de la rodilla y van debajo de la pelvis) los que proporcionan una plataforma de apoyo a la pelvis. Cuando se alargan y se fortalecen, estos músculos de las piernas proporcionan estabilidad postural. Muchas personas tienen los músculos del tendón de la corva acortados. Esto también es cierto de los músculos de la parte interna del muslo. No obstante, cuando se

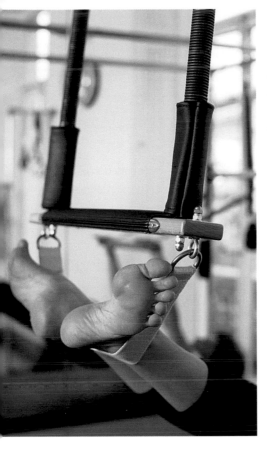

que estar delgada no la protegerá de ella. Los músculos de los hombres forman el 42% de su peso corporal, más o menos, y la grasa el 18%. En las mujeres, los músculos forman el 36% del peso corporal, y la grasa el 28%, de ahí el problema. Al haber una relación mayor entre grasa y músculo, hay una oportunidad también mayor de que aparezca la celulitis.

No hay curas fáciles para la celulitis, que está hecha de formaciones de toxinas en los tejidos grasos. La mayoría de los expertos están de acuerdo en que sólo si hay cambios en la dieta en combinación con el ejercicio, se eliminará el efecto "cáscara de naranja", que generalmente es más visible en la parte superior del muslo. El masaje de drenaje linfático y la aromaterapia se recomiendan para el tratamiento del problema, pero la dieta y el ejercicio son dos métodos de autoayuda.

Ejercicios para las piernas

trata de alargar estos músculos, muchas personas los trabajan sólo en 1 dimensión. Como resultado, no hay cambios en todo el grupo muscular, y de esta manera se desperdicia el esfuerzo. Los ejercicios de Pilates hacen énfasis en el trabajo en las 3 dimensiones, para que se hagan progresos en el alargamiento del grupo muscular y en asegurar que no regrese a su estado original acortado.

Ejercitar las piernas ayudará también a prevenir y a deshacerse de la celulitis, que afecta sobre todo a las mujeres. Este padecimiento no hace diferencias: aparece sin que importe el peso corporal, de modo

El objetivo de estos ejercicios para las piernas es trabajar los músculos glúteos centrales, o del trasero, y los muslos. Si le es posible, adquiera un par de pesas para las piernas en una tienda de artículos deportivos. Cada una debe pesar alrededor de 1 kg y poder sujetarse alrededor de su tobillo. La mayoría de las pesas son ajustables, de manera que usted puede disminuir o aumentar su peso de acuerdo con su capacidad. No obstante, los ejercicios presentados aquí pueden hacerse sin usar pesas en las piernas. Recuerde que es mejor trabajar con pesas más ligeras y una buena técnica, que continuar subiendo de peso.

finalidad

– Fortalecer los músculos centrales del trasero y la parte externa del muslo.

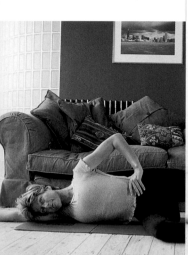
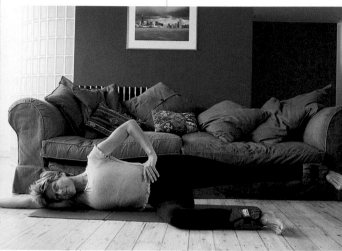

preparación

Acuéstese sobre su lado derecho. Doble el brazo izquierdo y descanse la mano en el hueso de la cadera. Doble la pierna derecha enfrente de usted.

Levante el brazo derecho por encima de la cabeza con la palma vuelta hacia arriba y descanse la cabeza en el brazo.

Flexione ambos pies a que estén en ángulo recto con respecto a las piernas, y alargue la pierna izquierda sin mover las caderas.

Inhale, levante el perineo y contenga los músculos del estómago.

Exhalando, levante la pierna izquierda, y sienta cómo se aprietan los músculos del trasero.

1 parte externa del muslo 2

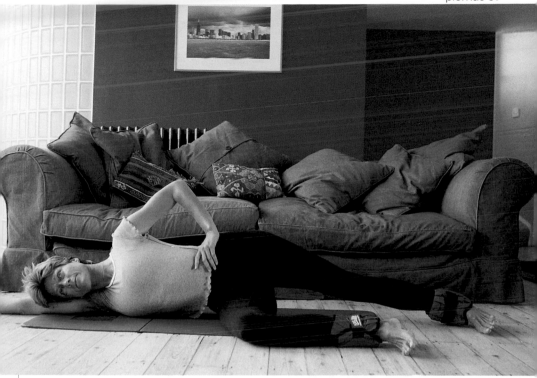

Inhale y baje la pierna a la posición inicial.

Repita de 6 a 10 veces cada lado.

ponga atención en esto:

- Trabaje los músculos del perineo, el estómago y el trasero tanto en la inhalación como en la exhalación.
- No ponga curva la espalda baja, ni deje que se acorte la cintura.
- No deje que salgan las costillas inferiores

3

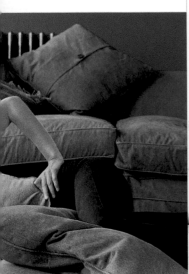
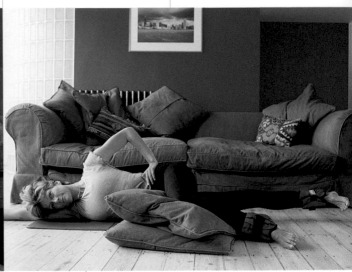

preparación

Acuéstese nuevamente de lado, pero ahora doble la pierna de arriba y llévela enfrente de usted. Coloque dos almohadas debajo de esta pierna para sostenerla e impedir que usted gire su cuerpo hacia adelante.

Ponga su mano en la parte más alta de la cadera y flexione los pies igual que con el ejercicio "Parte externa del muslo" (*véanse* las pp. 96-97).

Inhale, suba el perineo, contenga los músculos del estómago y apriete los del trasero.

Exhalando, alargue la pierna que quedó abajo sin mover la cadera y elévela a unos 15 cm del suelo.

1 parte interna del muslo 2

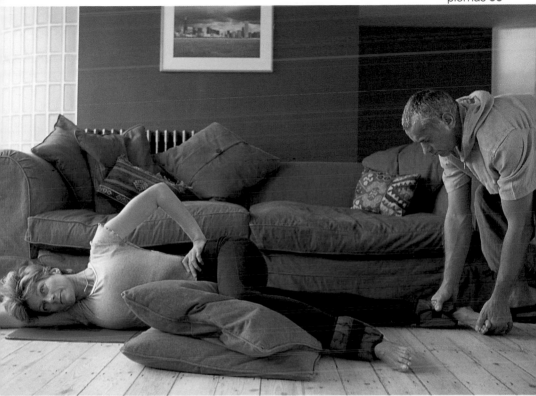

Inhale y baje la pierna a la posición inicial.

Repita de 6 a 10 veces cada lado.

ponga atención en esto:

– Trabaje los músculos del perineo, el estómago y el trasero tanto en la inhalación como en la exhalación.
– No ponga curva la espalda baja.
– No rote la pierna.
– Relaje el cuello.

3

finalidad

– Fortalecer los tendones de la corva
y el glúteo máximo.

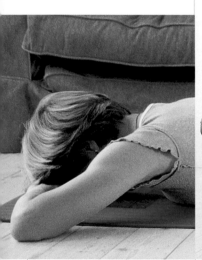
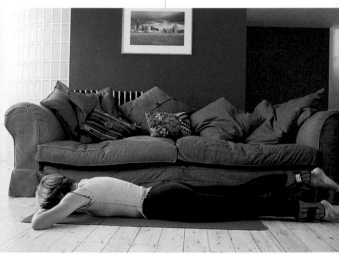

preparación

Acuéstese bocabajo con la
cabeza sobre las manos y
codos abiertos. Si su
espalda baja es sensible,
ponga un cojín debajo del
estómago.

Inhale, subiendo el piso
pélvico y conteniendo los
músculos del estómago.

Exhalando, levante una pierna a 10 cm del
suelo, manteniéndola derecha mientras lo hace.
Sienta cómo trabajan los músculos del tendón de
la corva y de su trasero.

1 levantamiento del 2 tendón de la corva

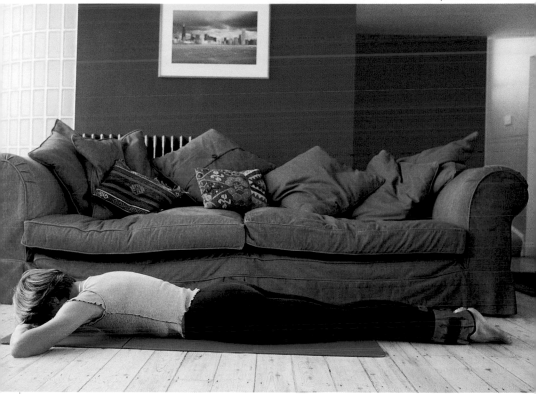

Inhalando, baje lentamente la pierna al suelo.

Repita de 6 a 10 veces con cada pierna.

ponga atención en esto:

– No ponga curva la espalda baja ni saque el estómago.
– Mantenga relajados el cuello y los hombros.

3

finalidad

– formar músculos del tendón de la corva más largos y más delgados.

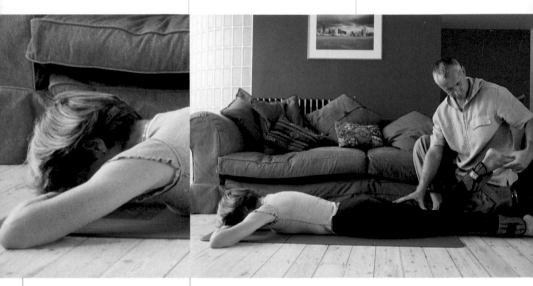

preparación

Empiece con la misma posición inicial que con el ejercicio "Levantamiento del tendón de la corva" (*véase* la p. 100).

Inhalando, doble una pierna y lleve el tobillo hacia el trasero.

1 enrollamiento del 2 tendón de la corva

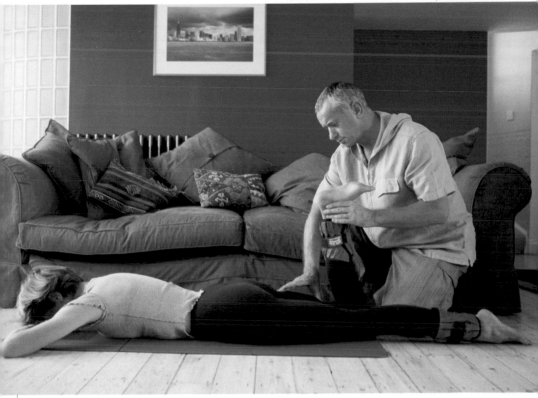

Exhalando, baje lentamente la pierna al piso, alargando el
tendón de la corva.

Repita de 6 a 10 veces con cada pierna.

ponga atención en esto:

– Mientras exhala y baja las piernas, centre su conciencia
en alargar los músculos del tendón de la corva.
– No ponga curva la espalda baja.
– Relaje el cuello y los hombros.

3

finalidad

- Tonificar y levantar
  los glúteos máximos.

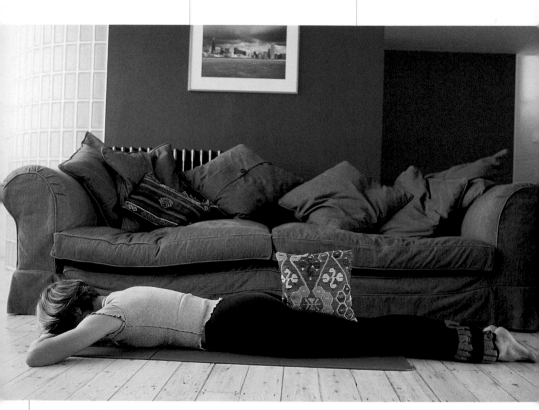

preparación

Acuéstese bocabajo. Coloque una almohada o un cojín
entre los muslos. Deje descansar la frente sobre las
manos; codos abiertos.

Inhale, suba el perineo y contenga los músculos del
estómago.

1 apretón del trasero

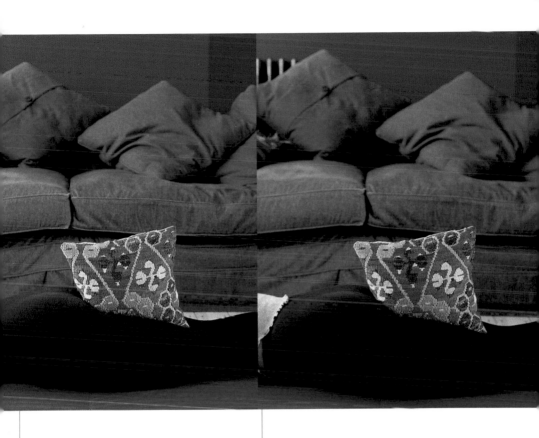

Exhalando, apriete muslos y trasero al mismo tiempo, y manténgase así mientras cuenta hasta 6.

Inhale y suelte los músculos de muslos y trasero.

Repita de 6 a 10 veces.

variación

Empiece en la misma posición inicial pero rote sus piernas hacia afuera de modo que los talones queden juntos; luego siga igual.

2

3

¿Cuántas mañanas se despierta e instintivamente le dan ganas de darse un buen estirón aun antes de poner un pie fuera de la cama? Con mucha frecuencia, todo su cuerpo se mueve hacia ese estiramiento, alargando la espalda, los brazos y las piernas, pero sin que usted quiera conscientemente que lo hagan. Incluso quizá usted bostece mientras lo hace, lo que es otro acto reflejo. Se siente mucho placer estirar el cuerpo así, pero, ¿cuán bueno es para usted? Joseph Pilates elaboró su teoría de la buena salud con base en la premisa de que cuando nuestros movimientos físicos más beneficiaban a nuestra salud era cuando eran actos conscientes al servicio de nuestra voluntad. Así que ya caminemos, estemos sentados, volvamos el cuerpo o la cabeza, o nos estiremos, siempre debemos dirigir nuestros movimientos con claridad en nuestra mente respecto de lo que estamos haciendo exactamente y cuán beneficioso será. Sólo entonces apreciaremos el beneficio pleno.

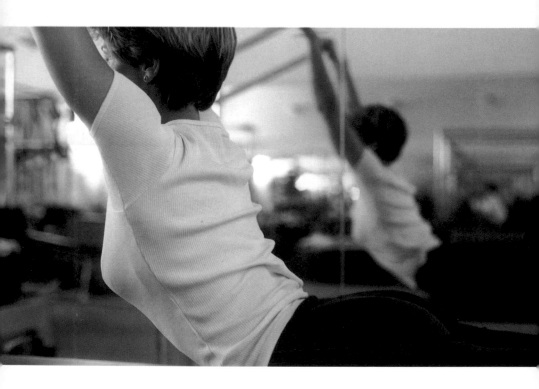

8 estiramientos

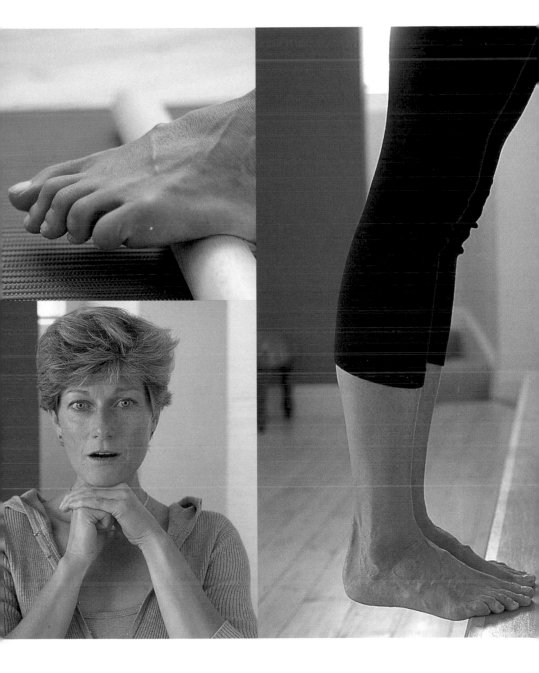

Estirarse

Estirarse ayuda a alargar los músculos y a relajarlos. Cuando los músculos se estrechan con más eficacia es después de que uno los ha calentado, razón por la cual esta secuencia de estiramientos viene al final del programa de ejercicios.

Si pensamos que nuestros músculos tienen las mismas cualidades que una liga, es más fácil que entendamos la finalidad de hacer estiramientos. Demasiada tensión estrecha nuestros músculos, y eso nos hace sentir cansados y deprimidos. Cuando uno elimina la tensión muscular, estirándose, eso hace que recuperemos elasticidad y ayuda a la armonización de músculos con articulaciones. También nos ayuda a sentirnos mentalmente más relajados y, por lo tanto, en estado de alerta. Es sólo hasta hace 50 años que se ha reconocido e investigado adecuadamente la relación entre la tensión muscular y los estados mentales. El trabajo de personas como Joseph Pilates y Frederick M. Alexander (1869-1955), quienes desarrollaron la Técnica Alexander, ha contribuido a un mayor entendimiento de este tema.

Cuando hacemos ejercicio contraemos los músculos, como hemos visto antes. Si después hacemos estiramientos, eso nos ayudará a hacer más elásticos los músculos, y esto a su vez ayuda a contraerlos con mayor facilidad. Piense otra vez en una liga. Si a usted le dan una liga fría y tiesa, es difícil estirarla; pero si la calienta un poco y la sigue estirando suavemente, poco a poco dará de sí cada vez más. También volverá a su forma original con más facilidad

una vez que la hayamos calentado, suavizado y estirado. Esto es exactamente lo que sucede cuando usted hace ejercicio y se estira.

Los músculos tensos ocasionan varios problemas, y como los músculos están interconectados, una lesión o un daño pueden no surgir en la zona donde hay tensión, sino en otra conectada con ella. Por ejemplo, las lesiones de la espalda baja pueden ser el resultado de músculos tensión en los tendones de la corva, algo que no es raro. Los músculos tensión en los tendones de la corva restringen la movilidad y terminan por hacer que la espalda baja también se tensa. Si los tendones de la corva están muy tensos, jalan la pelvis y con ello crean problemas posturales. Asimismo, si el flexor de la cadera está tenso, también jala la pelvis. Cuando estas dos cosas se combinan, la pelvis se ve forzada a salirse como si fuera el nudo central en una competencia entre dos bandos tirando de extremos opuestos. Igualmente, si una pierna está más tensa que la otra, la pelvis se verá jalada por una tensión diferente de cada lado. Esto crea caderas disparejas.

Si bien nuestros pies y tobillos soportan nuestro peso, los músculos de la pantorrilla son nuestra primera etapa de sostén muscular. La mayoría de la gente tiene tensos los músculos de la pantorrilla, y esto puede perjudicar los músculos de la espalda.

Frecuentemente, la mandíbula retiene mucha tensión. Esto es resultado directo del estrés, porque apretamos los dientes en respuesta a la irritación constante de nuestro ambiente. Hacer esto es con mucha frecuencia una reacción automática, y puede ser que ni siquiera

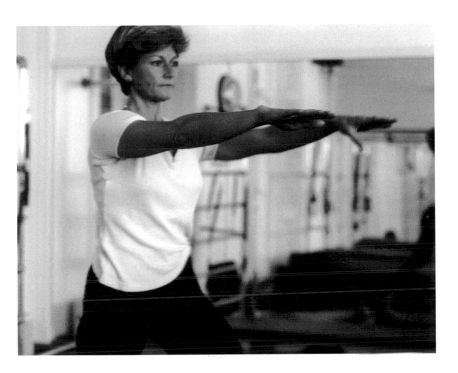

nos demos cuenta de lo que hacemos. La tensión en la mandíbula puede trasladarse al cuello y a los hombros, e irse de ahí a la espalda.

Dolor

Estirar los músculos debe sentirse cómodamente incómodo. La sensación debe ser la de estirarse, no la de desgarrarse. Si usted experimenta un dolor violento e intenso, entonces debe dejar de hacer el ejercicio inmediatamente; de otro modo, es posible que sufra un daño.

Si no ha hecho ejercicio durante un tiempo y está tiesa y sin elasticidad, tal vez sienta un poco de dolor cuando haga estiramientos. Sin embargo, si ha trabajado la parte del programa "Estabilización Central" antes de los estiramientos, los ejercicios que siguen le parecerán mucho más fáciles, ya que los anteriores habrán calentado los músculos y los habrán estirado un poco. Si tiene dudas sobre el dolor que siente, consulte a su médico y a su instructor de Pilates, si es que lo tiene.

finalidad

– Alargar los tendones de la corva y
estirar la espalda baja.

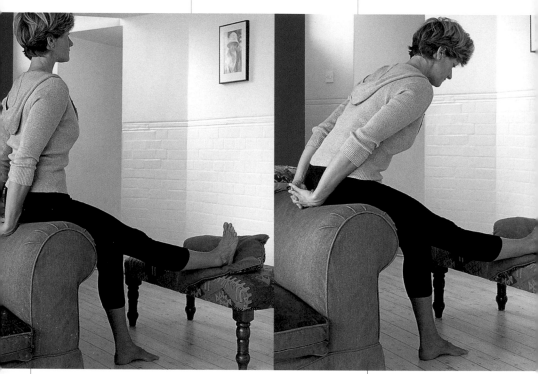

preparación

Siéntese en la orilla de un escritorio o en el brazo de un sofá,
sólo lo suficiente para que su pelvis quede sostenida.

Coloque un banco bajo enfrente de usted y ponga encima el talón
de uno de los pies. Revise que el banco debe estar lo bastante
cerca como para que no tenga que estirar la pierna para alcanzarlo.

Flexione el pie que ha apoyado en el banco hacia arriba. Ponga
las manos detrás de su espalda, pero no las use para sostener
su peso. Alargue la columna y mantenga abierto el pecho.

Inhale, suba el piso pélvico y contenga los músculos del estómago.

Con su espalda derecha
todo el tiempo, exhale e
inclínese desde las caderas
lo más lejos que pueda
mientras mantiene su
espalda derecha.

Sostenga la posición
durante **5 largas y
lentas respiraciones**.

estiramientos de los tendones de la corva

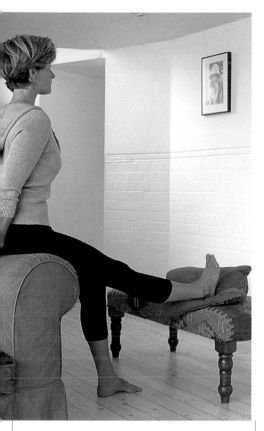

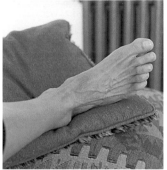

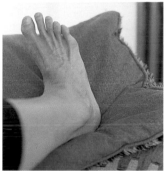

Exhale y regrese a la posición inicial.

Repita 5 veces con cada pierna.

ponga atención en esto:

– No doble el cuello.
– Mantenga los hombros abiertos y relajados.
– No gire las caderas ni rote la espina.

Gire el pie que está trabajando hacia afuera y repita el ejercicio. Esto sirve para estirar el trasero y los músculos externos del tendón de la corva.

Gire el pie hacia adentro y repita para estirar la parte interna del tendón de la corva.

3

variación

finalidad

– Alargar los músculos de las
pantorrillas.

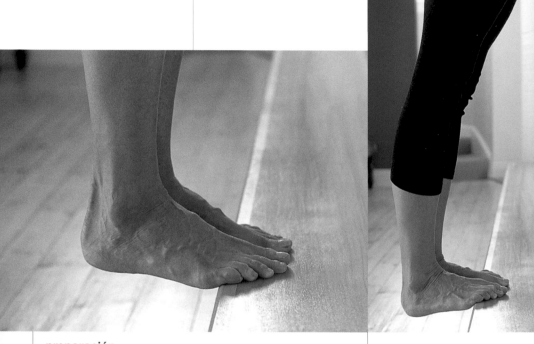

preparación

De pie y sosteniéndose con una mano, coloque la parte
superior de los pies en un escalón.

Suba el perineo y contenga los músculos del estómago.
Verifique que la espalda no se haya curvado.

Exhalando, baje los
talones lo más que pueda.

Sostenga la posición
durante **6 respiraciones**.

1 estiramiento de la pantorrilla 2

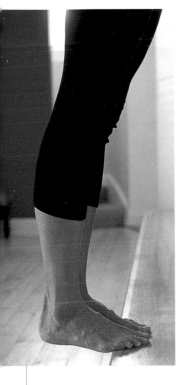

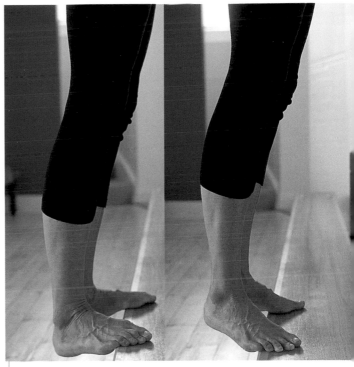

Levante los talones otra vez, para que sus pies estén paralelos al suelo.

Repita de 3 a 6 veces.

Repita el ejercicio primero con la punta de los pies hacia afuera, y luego con los pies vueltos hacia adentro.

ponga atención en esto:

- No ponga curva la espalda.
- Si siente tensión en la espalda baja, sólo haga 4 repeticiones, y use los músculos del estómago y del trasero para sostenerse.

3

variación

finalidad

- Formar músculos de la cadera flexibles, que desempeñan un papel importante en la salud de la espalda baja.

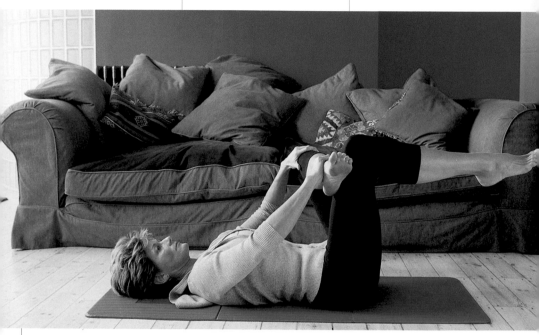

preparación

Acuéstese en la colchoneta con la cadera y rodilla derechas dobladas en ángulo recto.

Cruce la pierna izquierda y sostenga el tobillo en la rodilla derecha o poco más abajo.

Sostenga este tobillo conservando la cabeza pegada al suelo.

Si es necesario, ponga una toalla o una almohada pequeña debajo de su cabeza.

Inhale, suba el perineo y contenga los músculos del estómago.

1 estiramientos del trasero

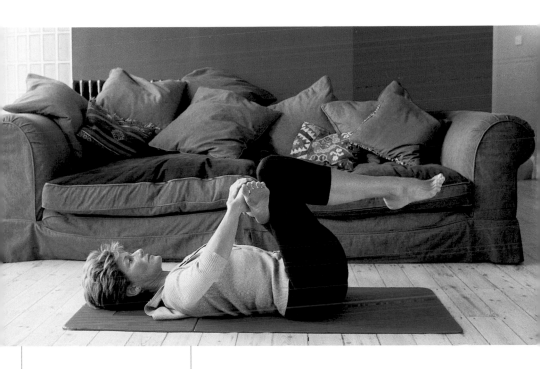

Exhalando, jale ligeramente hacia usted el tobillo izquierdo, moviendo también la pierna derecha.

Sentirá cómo se estiran los músculos de la nalga izquierda.

Mantenga esta posición durante **5 largas y lentas respiraciones**.

Repita con la otra pierna.

Repita de 3 a 6 veces cada lado.

ponga atención en esto:

– No levante el hueso caudal.
– No gire la pelvis.

2 3

finalidad

- Alargar el cuádriceps.

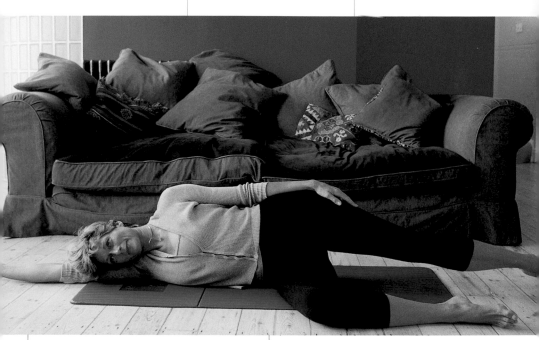

preparación

Acuéstese de lado y doble la pierna de abajo hacia el tronco. Mientras más la suba, mejor se estirarán los músculos.

Inhale, suba el perineo y contenga los músculos del estómago.

Exhalando, sujete el tobillo de la pierna de arriba y tírelo hacia arriba por detrás de usted, hacia el trasero. Sienta cómo se estiran los músculos cuádriceps en la parte frontal de los muslos.

1 estiramientos del cuádriceps 2

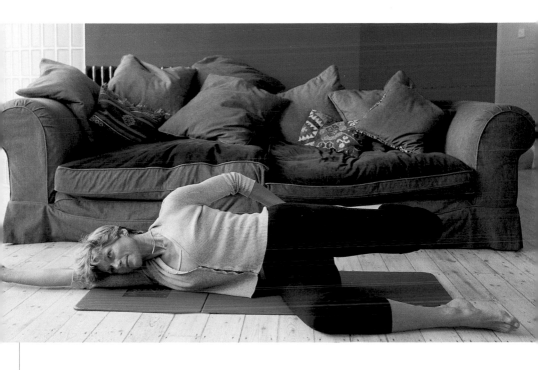

Sostenga la posición durante **5 respiraciones**,
luego suelte el tobillo y baje la pierna.

Repita de 6 a 10 veces por lado.

ponga atención en esto:

– No ponga curva la espalda.
– Apriete la pelvis ligeramente hacia adelante.
  Esto protegerá su espalda y aumentará el
  estiramiento del cuádriceps.

3

finalidad

– Desarrollar flexores de la cadera.

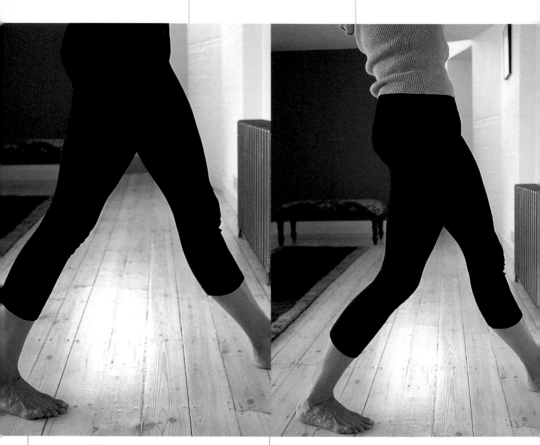

preparación

Póngase de pie frente a una pared. Acerque la pierna izquierda al muro, manteniendo ambas piernas derechas.

Ponga ambas manos en la pared, pero que los brazos no estén rígidamente derechos.

Inhale, suba el perineo y contenga los músculos del estómago.

Apriete su pelvis, abajo, doble su pierna derecha y sienta el estiramiento en la parte frontal de la cadera derecha.

1 estiramientos de cadera 2

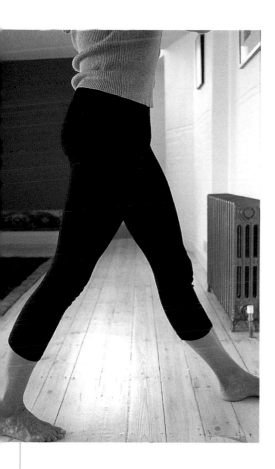

Sostenga la posición durante 5 respiraciones,
luego regrese a la posición inicial.

Repita de 3 a 6 veces cada lado.

3

finalidad

– Estirar todo el frente del pecho.

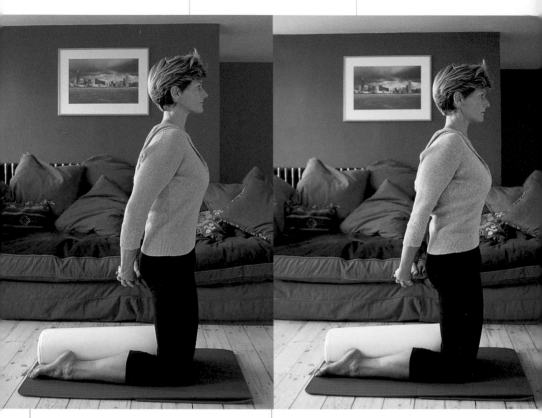

preparación

Arrodíllese con un cojín entre las rodillas y pantorrillas.

Comprima el cojín y entrecruce las manos detrás de la espalda a la altura del trasero.

Inhale, suba el perineo y contenga los músculos del estómago.

Exhale, eche los hombros hacia atrás y apriete los omóplatos, imaginando que hace esto desde el centro de su esternón.

1 estiramiento de hombros 1 2

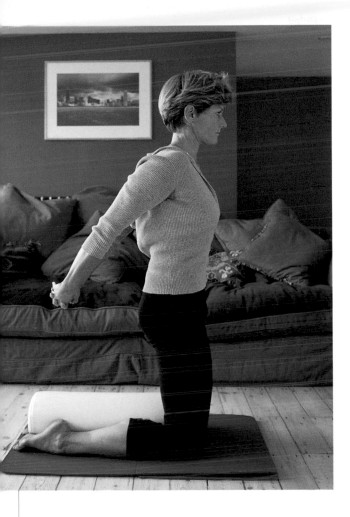

Estire las manos entrecruzadas lejos del trasero.

Sostenga la posición durante **3 respiraciones**.

Repita de 3 a 6 veces.

3

finalidad

– Alargar los latísimos del dorso y estirar la espalda media.

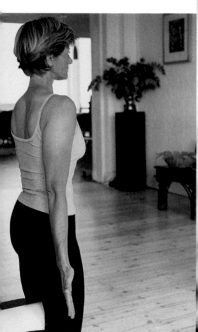 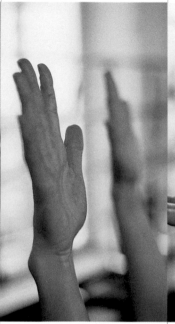 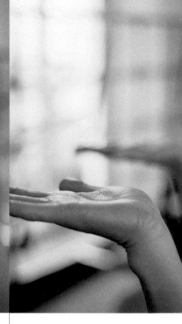

preparación

Arrodíllese como en "Estiramiento de hombros 1" (*véase* la p. 120), pero con las manos a los lados, que las palmas vean hacia el frente.

Inhalando, levante las manos por encima de la cabeza, que las palmas vean hacia el frente.

Cuando levante los brazos, levántelos desde debajo de los latísimos del dorso.

Levante hombros y omóplatos, y flexione las manos hacia atrás.

1 estiramiento de hombros 2 2 3

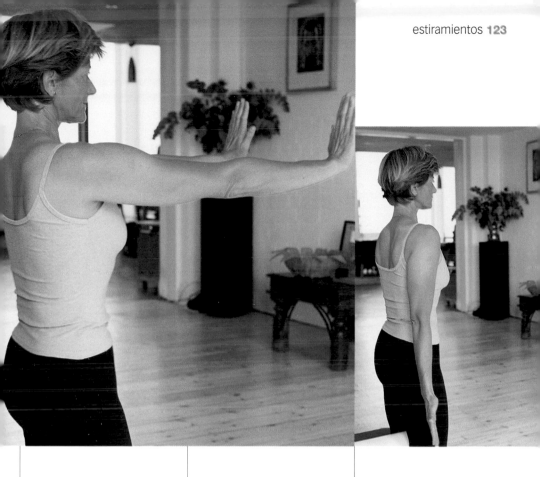

Exhalando, con hombros levantados y manos flexionadas, baje las manos hasta que queden extendidas frente a usted a la altura de los hombros.

Mantenga los hombros abiertos.

Relaje los hombros.

Baje las manos a los lados.

4

5

6

finalidad

– Estirar y relajar los músculos del cuello.

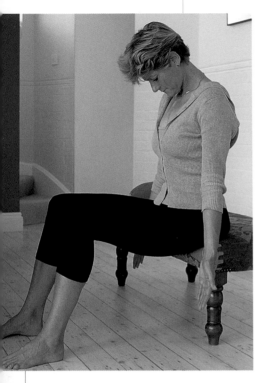

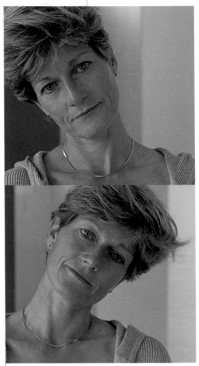

Siéntese en la orilla de una silla o de una cama. Apriete barbilla contra el pecho.

Déjese derretir como un cubo de hielo desde el pecho y los músculos del estómago, dejando que la espina vaya hacia delante.

Mantenga la posición durante **10 a 30 largas y lentas respiraciones**.

Repita de 1 a 3 veces.

Siéntese en la orilla de una silla o de una cama.

Acerque la oreja derecha a su hombro izquierdo lo más lejos que pueda, pero sin que se sienta incómoda.

Mantenga la posición durante **10 a 30 largas y lentas respiraciones**.

Repita del lado izquierdo.

Repita de 1 a 3 veces.

estiramiento del cuello

variación

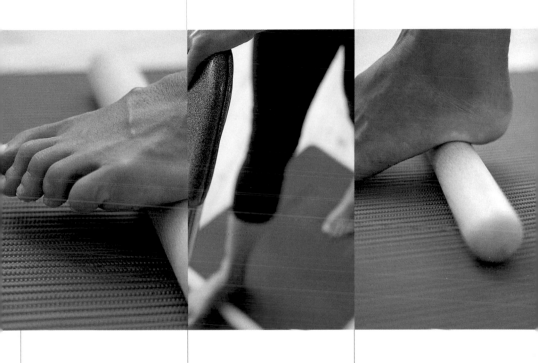

Sosteniéndose de una silla para mantener el equilibrio, ponga los dedos de los pies en un rodillo, apoyándose firmemente en él.

Apoye el peso del cuerpo en el rodillo y ruede lentamente la planta pie encima del rodillo, de los dedos al talón.

Ahora vaya de regreso lentamente del talón a los dedos.

Repita de 6 a 10 veces con cada pie.

1 estiramiento del pie 2   3

finalidad

– La tensión de la mandíbula, lo que
le ayudará a relajar el cuello.

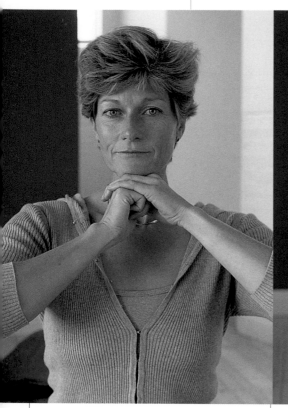
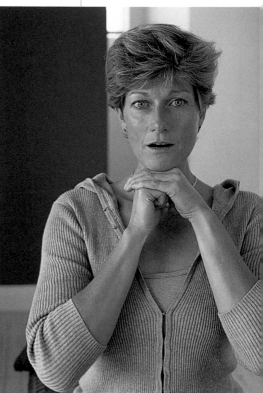

Cierre una de las manos en un puño y
envuélvala con la otra.

Descanse la barbilla en las manos.

Abra la boca hasta que haya un espacio de un
dedo entre los dientes.

Mantenga quieto el maxilar (o "mandíbula
superior") mientras empuja la inferior hacia
la mano, creando una resistencia activa.

Sostenga y cuente hasta 10.

1 estiramientos de mandíbula 2

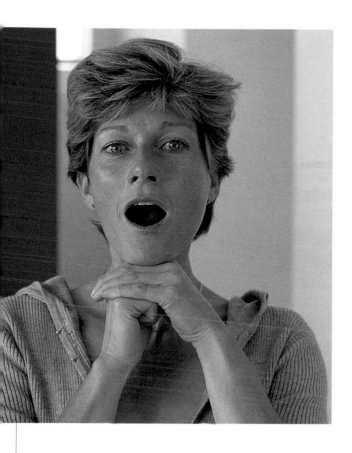

Repita el "Estiramiento de mandíbula" con la boca, separando los dientes entre sí unos dos dedos.

Sostenga y cuente hasta 10.

Repita, esta vez con la boca lo más abierta que pueda.

Sostenga y cuente hasta 10.

variación